# クリニック起業術

## 歯科医院開業ロケットスタートの極意

中村浩介
Nakamura Kousuke

CROSSMEDIA PUBLISHING

子どもの頃は、ただ走れた

飛べる気がしていた

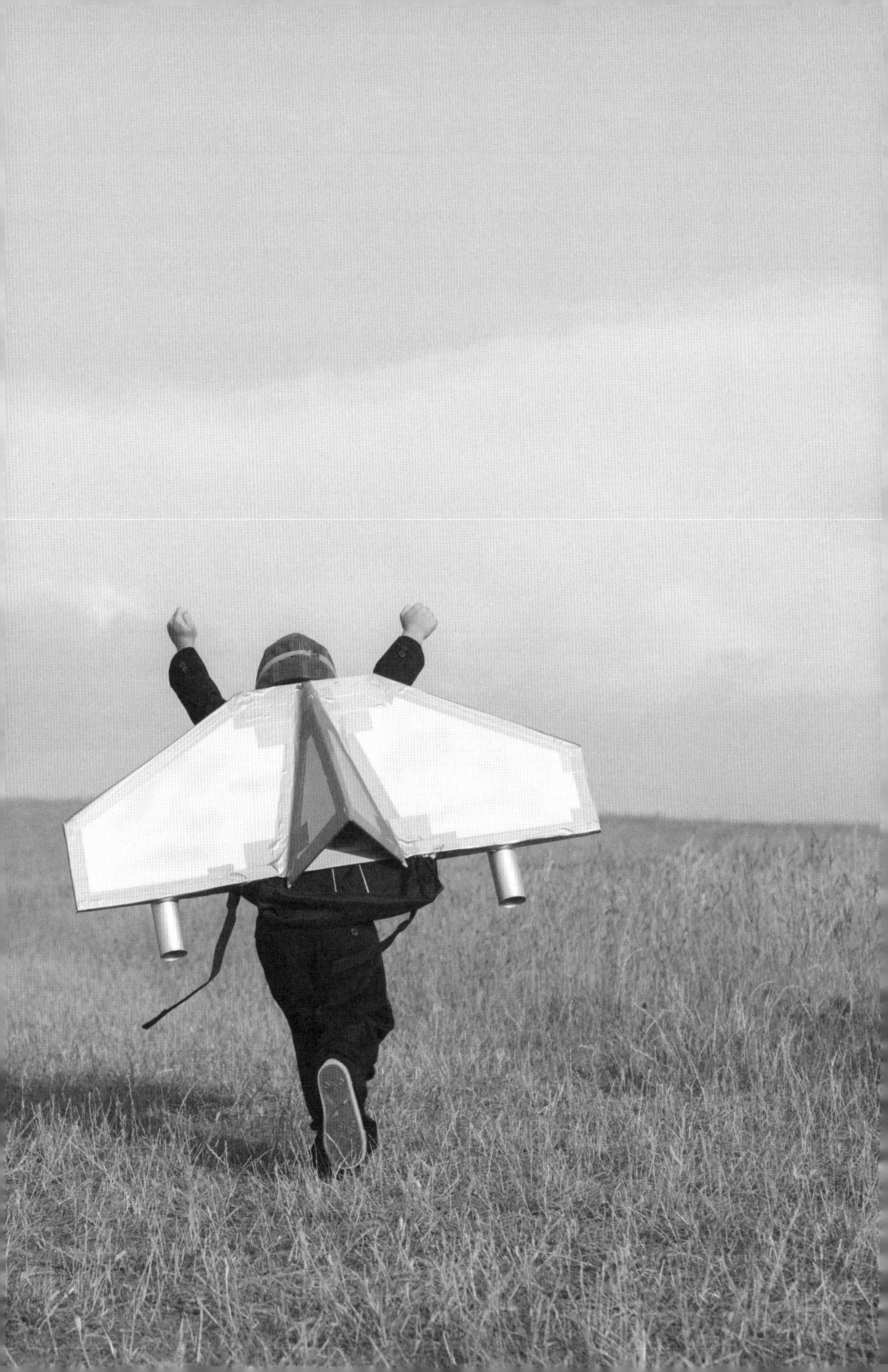

何度も挫折を経験した

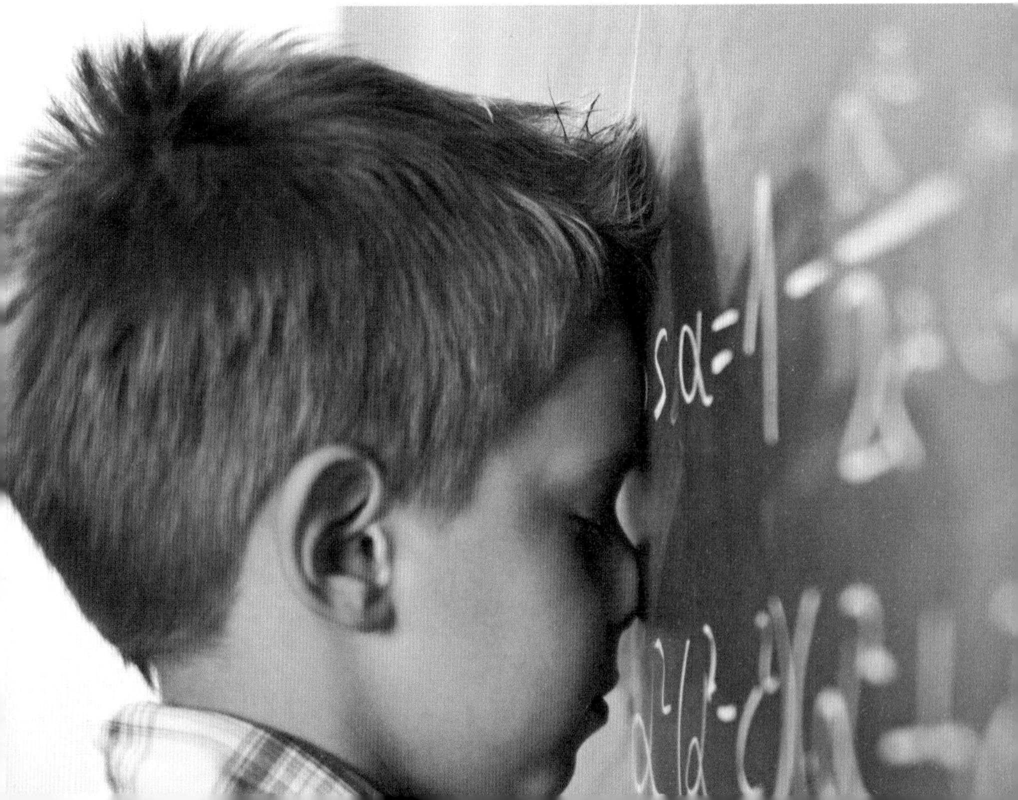

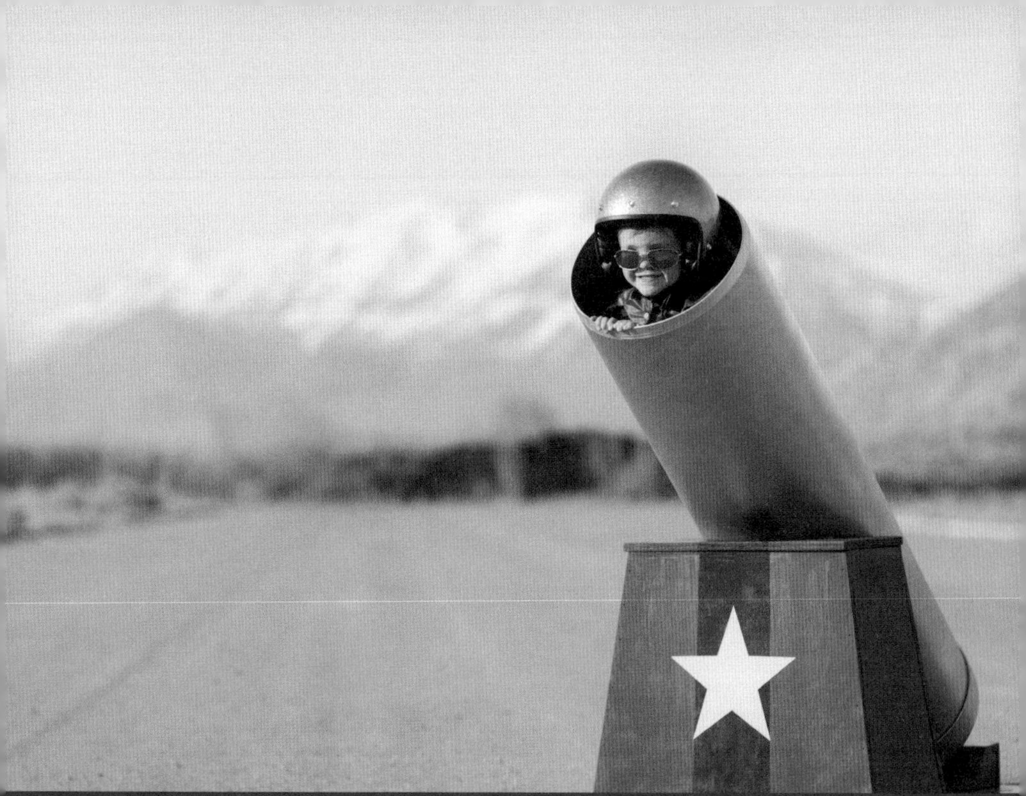

# それでも挑戦を<br>やめなかった

いつから
挑戦しなくなったんだろう

いつからワクワクしなくなったんだろう

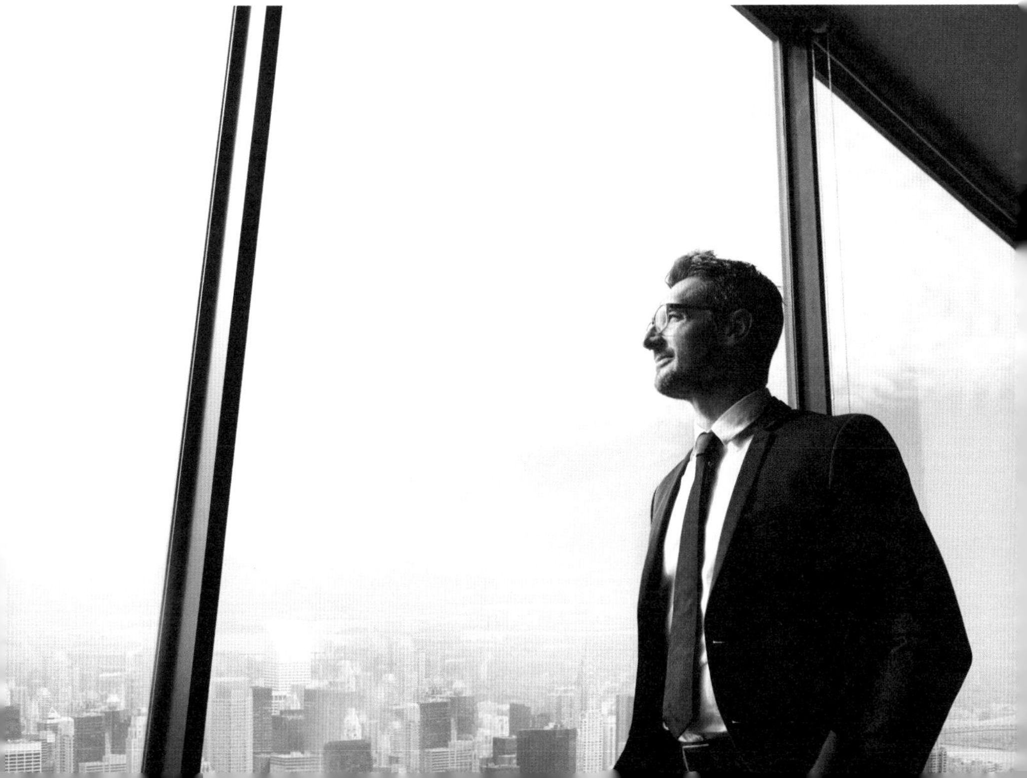

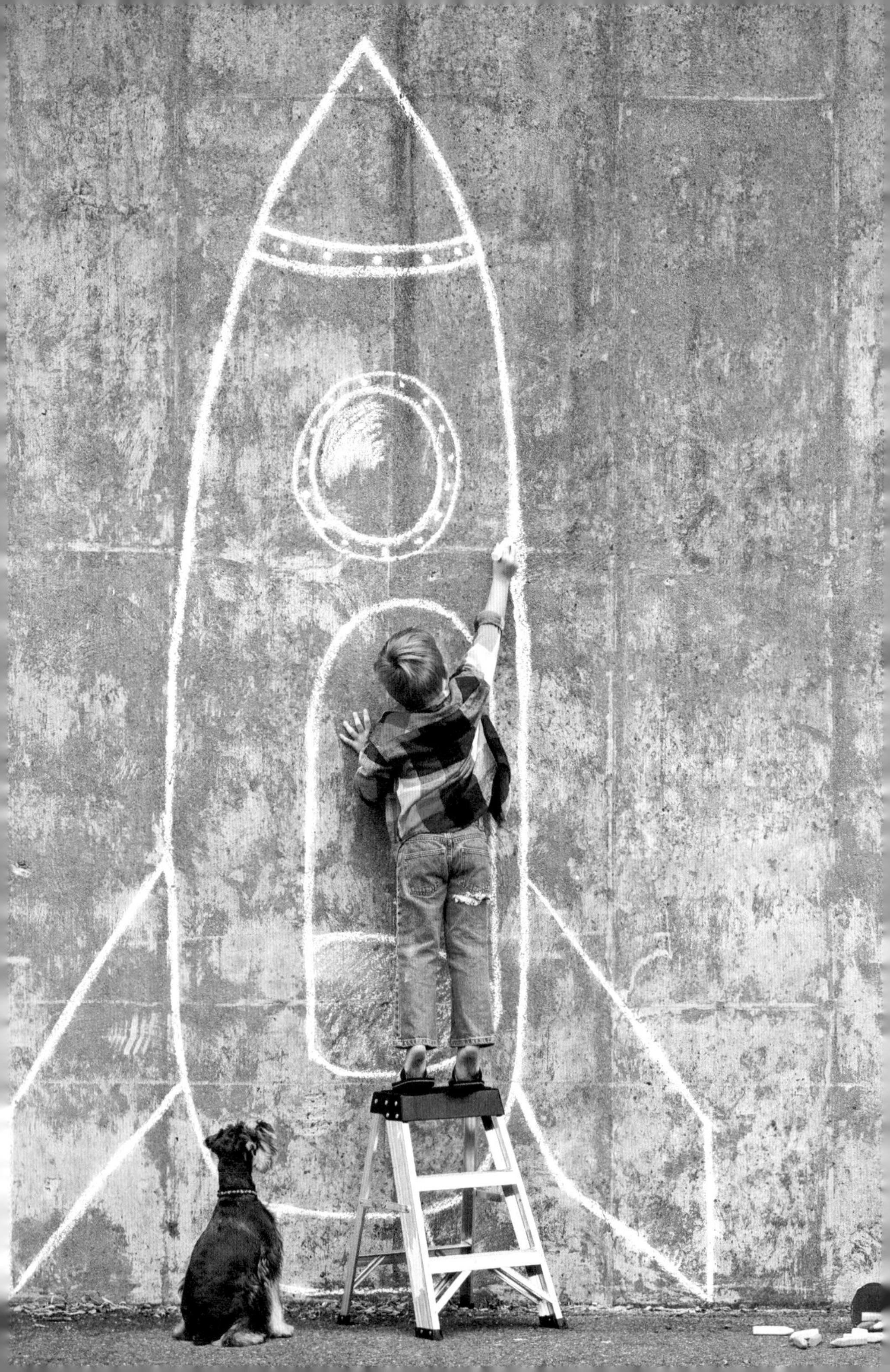

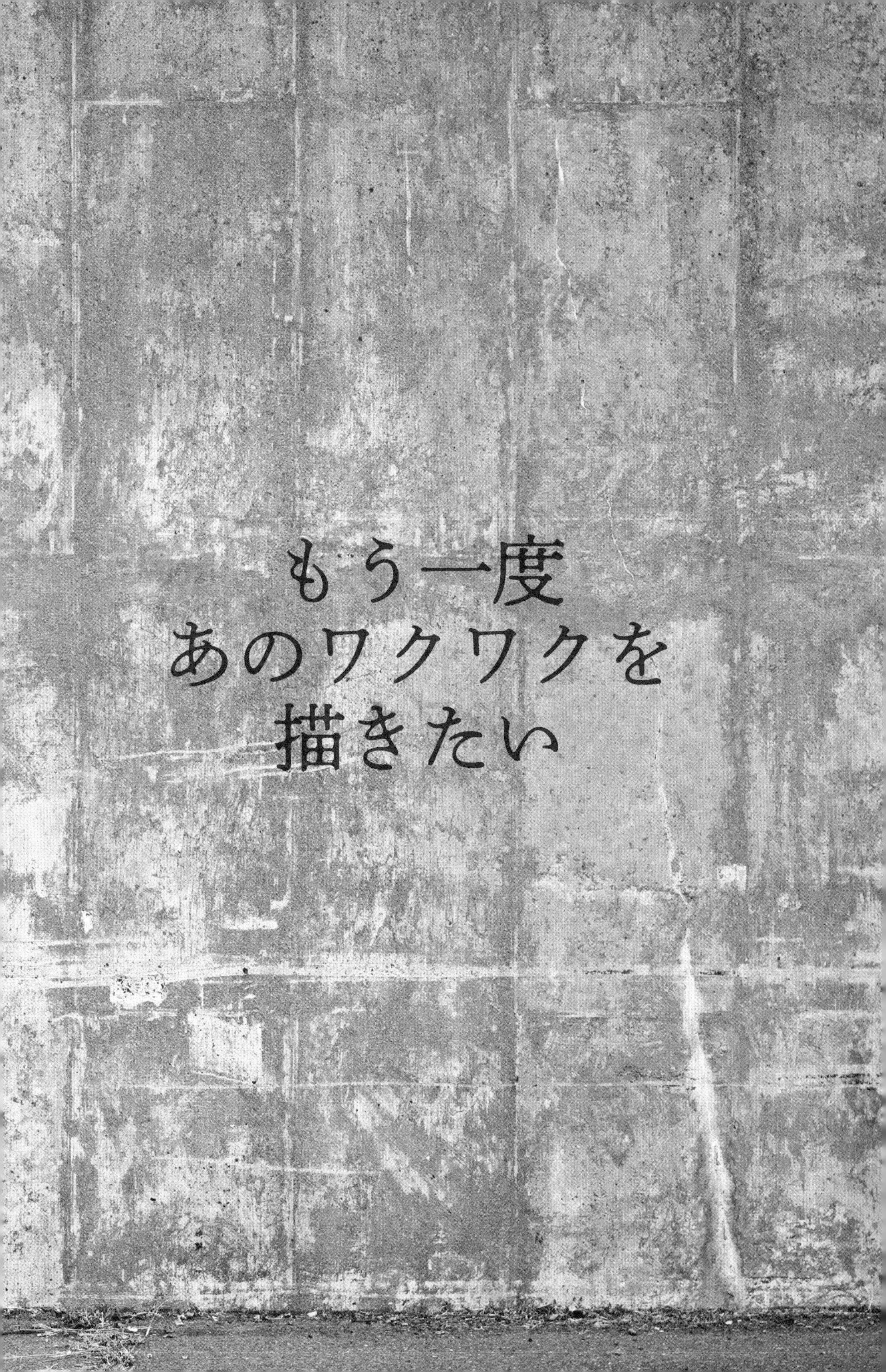
もう一度
あのワクワクを
描きたい

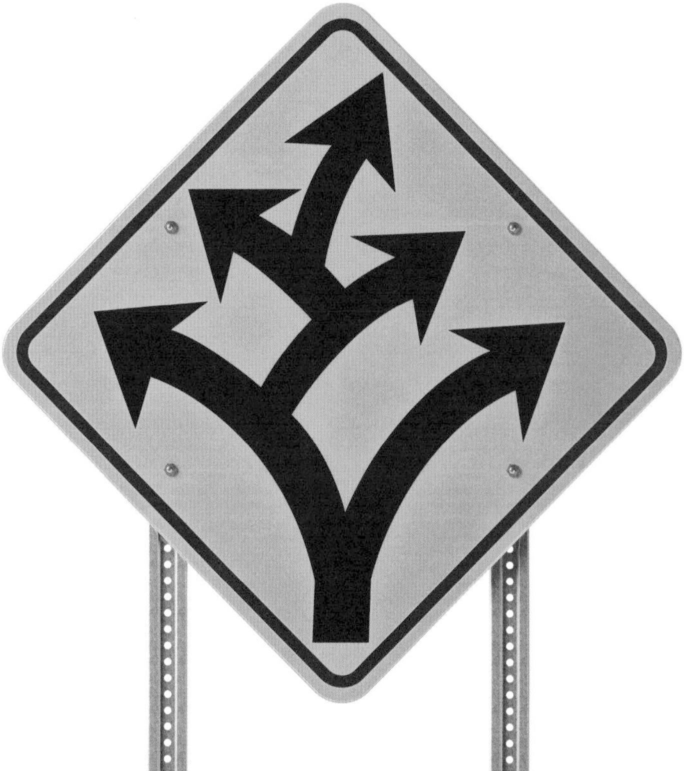

たとえ
道が分かれていても

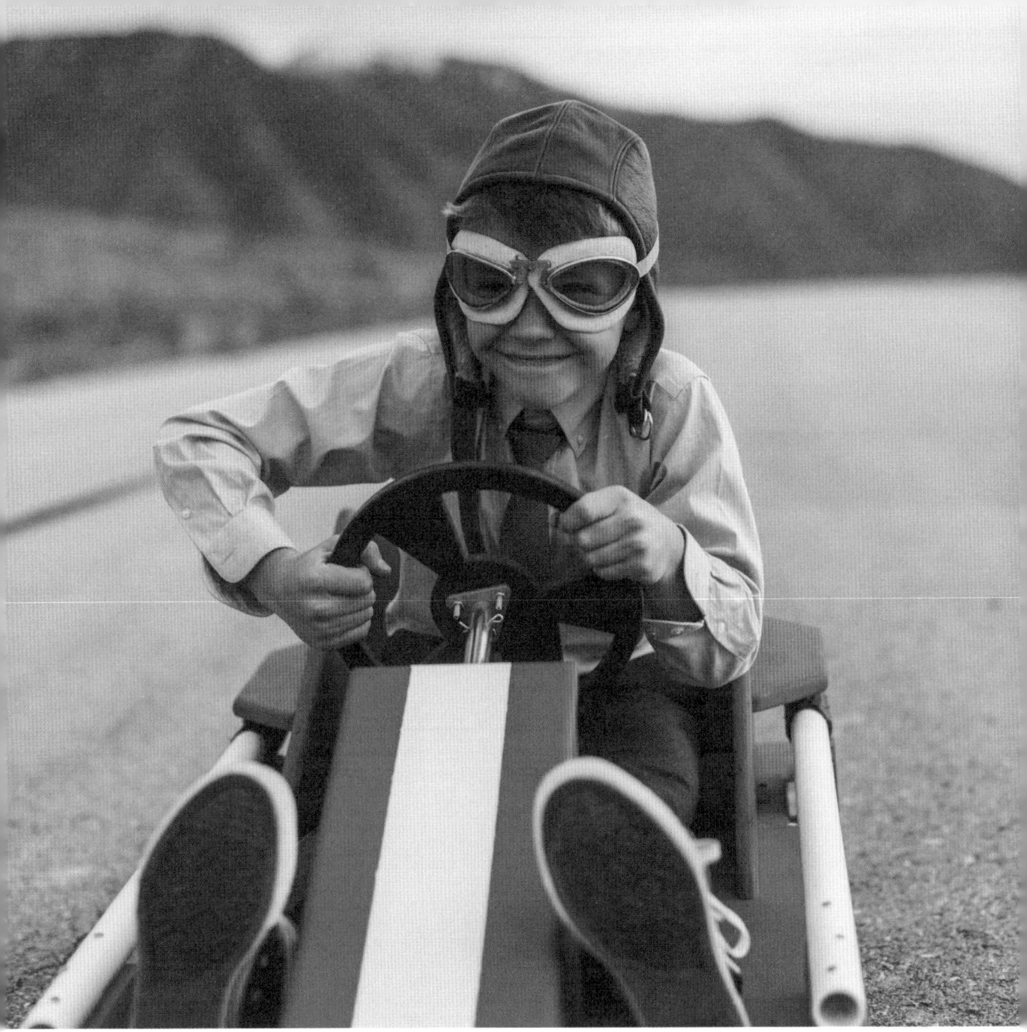

自分の選んだ道を
駆け抜けたい

探しに行こう

きっとどこかにある、

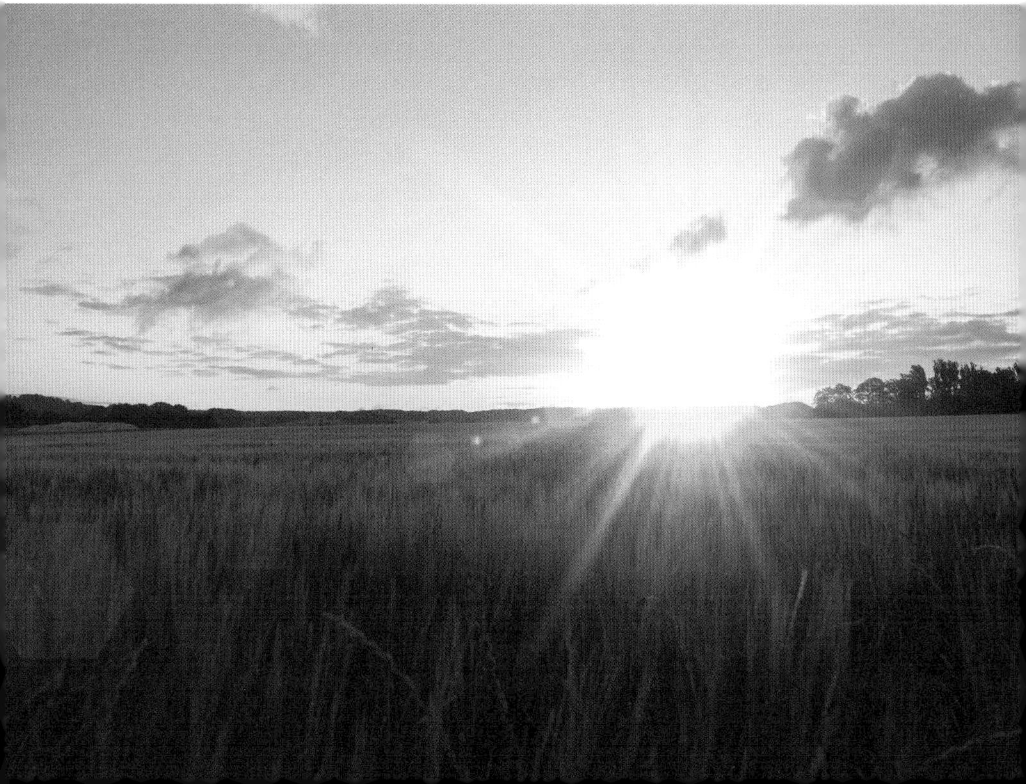

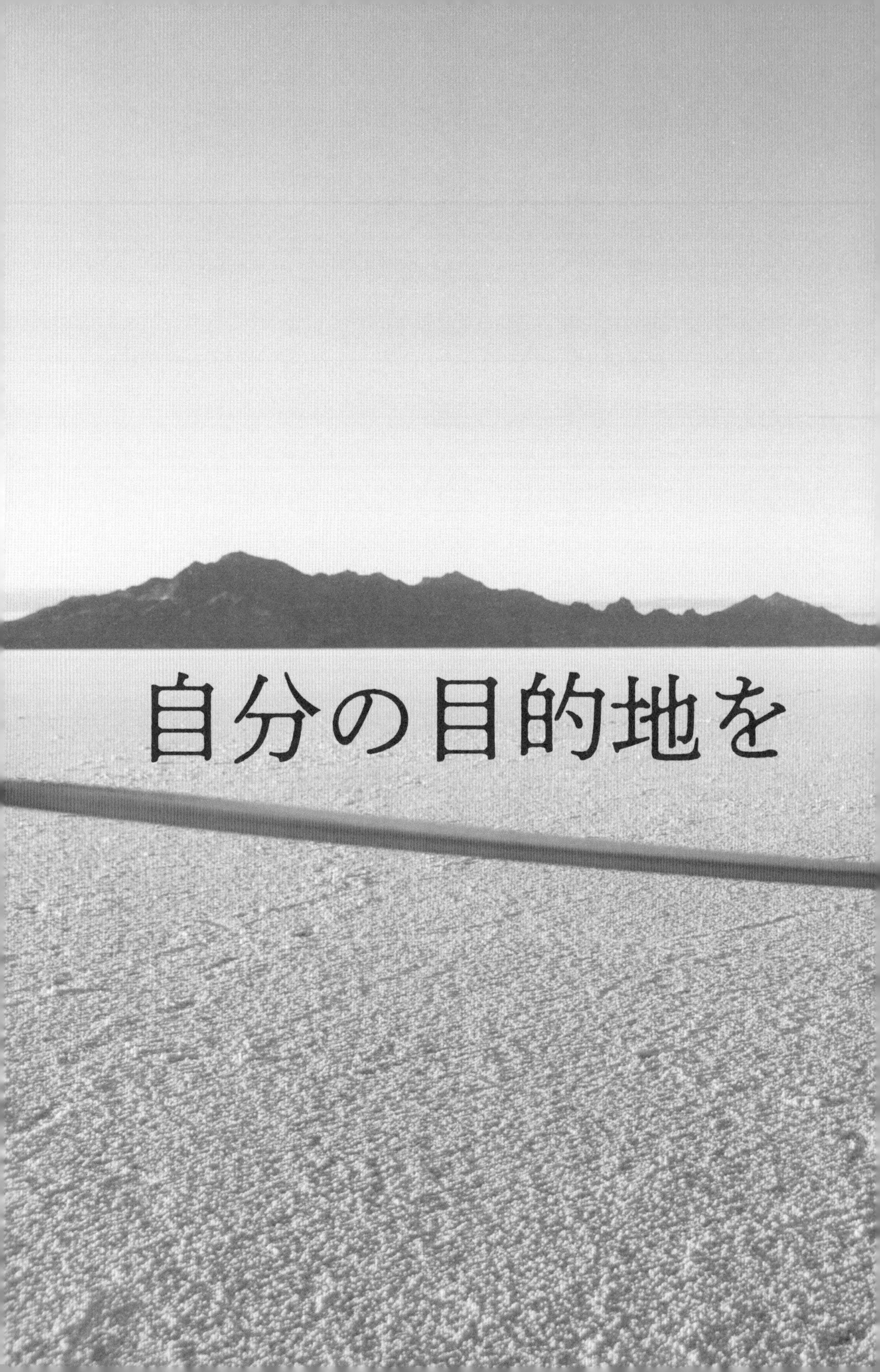
自分の目的地を

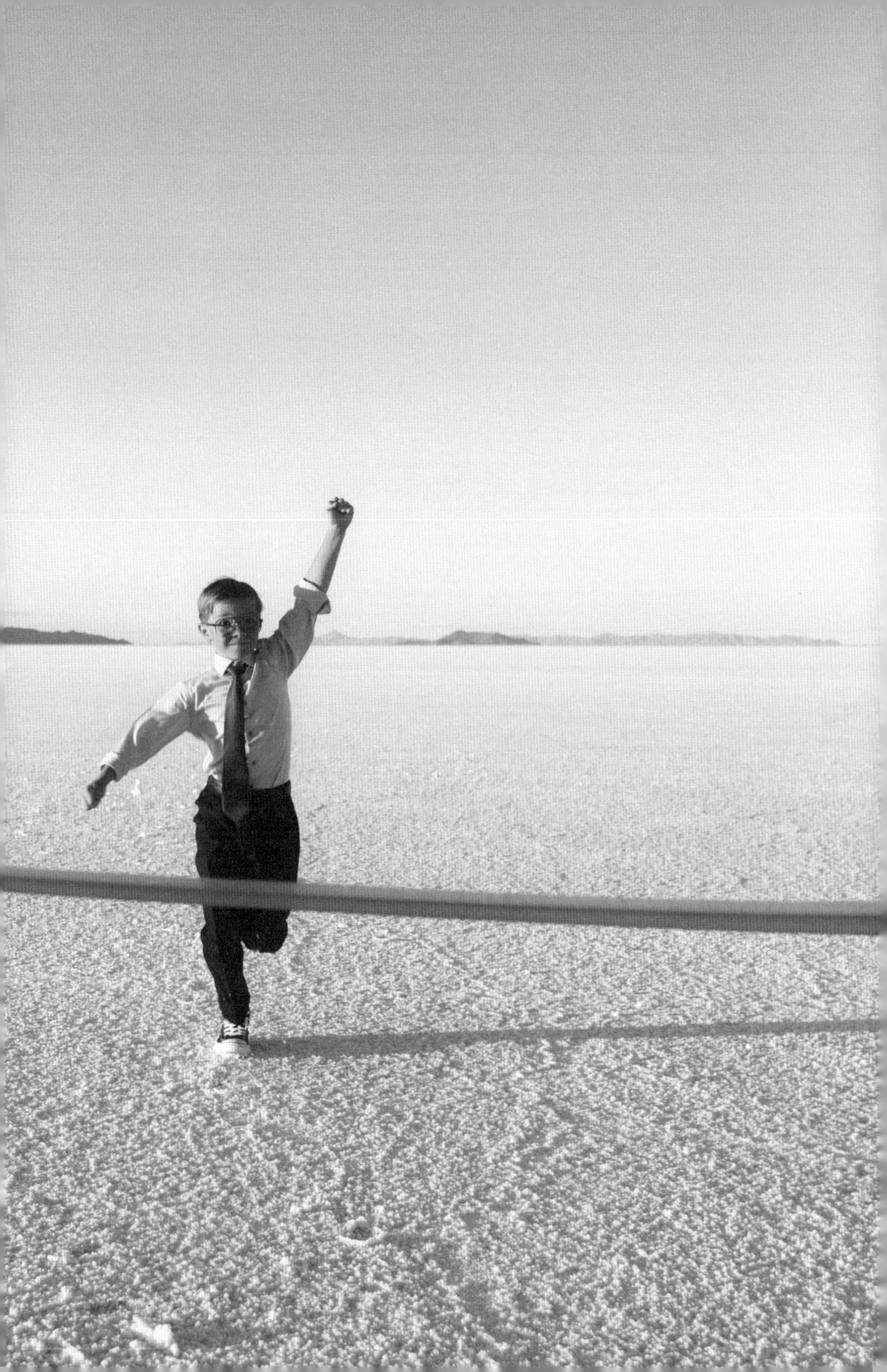

## はじめに

### ◎「開業」がゴールになっていませんか？

本書は、これからクリニックの開業をお考えの方に、

「開業＝クリニックの開設」から、

「開業＝起業すること」

にマインドをシフトしていただき、クリニック経営の“原理原則”を開業前から学ぶことによって、思い通りの経営を実現していただくことを目的としています。

私は、これまで10年以上にわたり、全国47都道府県3000件以上の歯科医院を訪問し、開業時の事業計画立案からスタッフの採用・育成、M&Aまで、クリニック経営の右腕として経営を支援してまいりました。多様な経営スタイルの先生方とご一緒させていただく中で、勤務医の先生方からも「開業の相談に乗って欲しい」とお話をいただくことも少なくあ

りません。その時、私は必ず、なぜ開業したいのか理由をお尋ねしています。

多くの先生方からは、

「そろそろ時期かなと思いまして」

「私も自分の城を持ちたい」

「自分なりに自由にやりたい」

「親の引退がそろそろ…」

といった回答が返ってきます。

私が本書を通じ、これから開業を控えている先生方に一番お伝えしたいことは、「開業することそれすなわち、起業であり、経営のはじまりである」ということです。

私は、この開業する前の経営への認識が、クリニック経営の潜在的なリスクにつながっていると考えています。

ここで、その代表的なリスクを２つご紹介いたします。

### ◎見えない目的地

１点目は、「開業＝クリニックの開設」と考えてしまうことで、開業後、医院の方向性が不明確になってしまう、ということです。

経営は旅行によく似ています。例えば、「北海道に行って、新鮮な魚介料理や大好きなラーメンを堪能したい」であったり、「沖縄に行って、青い洞窟でダイビングや海でサーフィンをしたり、爽やかな日差しが注ぐ広く青い空のもと、のんびりとただ過ぎる時間を堪能したい」など、情景を思い描き、ワクワクしながら「行きたい場所としたい体験」を想像します。そして、行き先が決まると、楽しい旅行の計画がはじまるわけです。

経営も考え方は基本的に同じです。「どこに行きたいのか」目的地も大変重要です。もっと言えば、どこに、誰と、いつ、どうやって、予算はいくらで……と派生します。

つまり、「そろそろ時期だと思って」開業することは、「開業＝起業であり、経営のはじまり」という認識が失われていて、開業それ自体が目的になってしまっているということです。

経営を１人でするなら風が吹くまま気の向くまま漂うこともできるでしょうが、スタッフと仕事をするクリニック経営では、行雲流水とはいきません。

勤めるスタッフが「どこを目指しているのかわからない」状態を避けるためにも、目的地の設定は重要この上ないのです。

### ◎「開業」は起業であり、経営のはじまり

２点目の問題点は、「開業＝起業」という認識がないと、経営の自由度が著しく下がるということです。単刀直入に言えば、クリニック経営とはこういうものという固定概念と、無意識の「当たり前」に縛られ、売上は「保険と自費で上げるしかない」という盲目な状態に陥ってしまいます。すると、保険と自費でどうやって売上を上げていけばいいのか、自費率を上げるにはどうすればいいかという課題に奔走することになります。

歯科医師免許のようなラインセンスを持たない一般的なビジネスマンにとっては、当然ですが「開業＝起業」です。開業するときには、

「世の中をもっとこうしたら面白そう」

「やりたいことを実現するためにはどうしたらいいか」

「そもそもこれって必要なのか？」

と、既にある常識を疑い、縛られない考え方や、リスクを恐れずやるというチャレンジ精神、自分はこんなもんじゃないと現状打破の想いに日々あふれ、特に開業期は、ゼロからイチを生み出すことにエネルギーをかけています。そして、描いた理想を実現するために起業（開業）という手段を選択し、独立します。そのため、自然に行き先が明確で、目的がはっきりした経営者がリーダーとなり、スタッフはその“理想”と“理念”についていくことで、理念に従うことを自らの存在意義につなげることができます。

このように、「開業すること＝起業すること」というマインドセットが開業前にできて経営を学べると、クリニックを開設することは目標であってもゴールではなく、経営のはじまりであり、通過点という認識になります。“どこを目指すのか・何がしたいのか”という目的意識は一般的な企業だけではなく、クリニックの経営においても非常に重要です。「クリニックの開設＝起業」、つまり「起業家精神」が備わることで、クリニック経営が劇的に進化すると私は考えています。

また、「開業は旅のはじまりであり、経営することは人生の旅そのもの」です。

言い換えれば、開業は自分の生き方の方向性を決める選択と決断であり、これからの人生の設計といっても過言ではないのです。

「開業＝クリニックの開設」と考えていた方にとっては、起業や経営、目的という言葉が重く感じられたかもしれません。ですが、もし、そう感じていただけたのであれば、開業の認識がジワジワと変わってきている証拠です。

先程、経営を“旅”に例えたように、本来そこには自由とワクワクが詰まっていて、経営者にとっては、どんな夢や理想でも描くことのできる、何度もやりたいほどに好きになれる、楽しいものであって欲しいと思います。

「開業＝クリニックの開設」のイメージを脱却し、これからするのは“起業”なんだというマインドをセットでき、経営に臨めた時に、劇的かつ圧倒的に経営の自由度が増すのであれば、それをしない手はありません。

また、具体的に、「開業＝起業」というマインドセットができると、規模の拡大方法も自由に広がります。

例えば、医院の規模を拡大するにはどんな方法があるのか考えてみると、一般的なものであれば「増築して医院を広げる」か「分院展開」が思い浮かぶでしょう。

ところが、“自分は起業してクリニック経営している”というマインドセットができると、規模拡大の方法に、“買う・売る・貸す”などの自由な発想を自然と加えることができます。

１件目の開業は、まずクリニックを運営して経営を学ぶステージとして位置付け、経営の知識を習得することと資金を貯めることを並行して行う。そして、次のステージでは、歯科衛生士や歯科技工士の人財不足を解消するために、新たな医療ビジネスを構築したり、医院を第三者に貸すなどして自分はまったく異なるビジネスに従事する。または、もとの医院を売却する“出口”を描いて経営し、売却後は手元に残った資産で自由気ままな人生を送る……など、成功の形すらも、あなたの理想によって変化します。

もちろん、開業前から明確な理想が描けなくても、心配はいりません。

知識と経験の積み重ねにより、自身が磨かれ視座が上がり、それに合わせて理想も変化していくからです。すると、それまで「なんで気づかなかったんだろう」という新たな可能性に気がつくことができるようになります。そのため、開業当初に描いた理想は、経営を継続する中で修正したり、変更したりすることは往々にして起こります。

その際に、本書で紹介する“5大の経営資源”の存在や、クリニック経営の原理原則を知っているのか否かによって、成功へのアプローチが大きく変化します。クリニックを経営する中で経営の原則を学んでいれば、世の中の変化に応じて的確な軌道修正が行えるようになるだけでなく、新たなビジネスに挑戦するなど、“買う・売る・貸す”場合においても選択肢が格段に広がります。

### ◎歯科医は、経営を学ぶ機会が少ない

この「起業」「経営」という視点について、私は常々、ある問題を感じています。それは、**歯科医の先生方は開業が当たり前のような業界にいるにもかかわらず、経営を学ぶ機会がほぼ皆無である**ということです。

国立保健医療科学院の安藤雄一先生による『2050年の歯科医療ニーズと歯科医師需給の見通し』を見ると、

> “筆者の世代が受けた歯学教育は、いま振り返れば「学生の大半が一人開業医になる」という暗黙の想定で授業や実習が行われていたように思われるが、これを今の歯学生に適用するのは酷というべきであろう。一人開業医の大量引退時期が迫っている状況を踏まえると、歯科医師の働き方のモデルづくりは急務と言える”

と、開業医の在り方および教育について見直しが急務であると提言しています。

この暗黙の想定がありながら、大学の講義で開業や経営に対する学びがいまだ十分でないことは、業界内の大きな課題の１つであり、それを私は改善していきたいと考えています。

「開業しさえすれば後はどうにかなる」――かつてはこういった認識でもクリニック運営は可能ではありましたが、これまでのやり方を踏襲するだけでは安泰とは既に言えなくなりました。このような時代において深刻な事態に陥ることを回避するためには、「開業＝起業」の認識を深め、「どうして自分は経営するのか、経営を継続していくために何を学ぶのか」、自問自答する質問の“質”も高めていく必要があるのです。

### ◎経営には向き・不向きがある

経営にはリスクが伴います。売上の減少、借金の返済、顧客が増えない、スタッフの離職……など、挙げればキリがありません。しかし、経営者になり理想を追求していくことは、これらのリスクと付き合っていくことでもあります。これらのリスクを抱えることを、もし想像しただけでも眠れなくなってしまいそうだという心境であれば、まだ経営者になる時期ではないのかもしれません。

経営者がどんなマインドセットで経営しているのか知っていただくためにも、これまで私が歯科業界、また多職種の経営者と数多くの出会いをいただく中で、一般的に「売上が高く成功している」と言われる方々の共通点を、次のチェックボックスにまとめました。

当てはまるものをチェックしてみてください。

## 伸びる起業家＆経営者のマインドセット”15”

□売上など数字を追うことに抵抗がない

□ヒトやモノに投資することができる

□目標に対して率先垂範できる

□挑戦・変化・指摘を歓迎できる

□失敗を外部の責任にしない

□世の中、知らないことのほうが多いことを知っている

□コンプライアンスを軽視していない

□雰囲気や風土など抽象性が高いものに投資できる

□課題を見つけたとき、原因の根本を追求できる

□楽しさ・幸福感を追求できる

□常に何か改善できないかアンテナを立てている

□自分の強みと合わせて弱みも自覚（把握）している

□できる・できないではなくやってみる姿勢を持っている

□非を認め、修正できる

□ヒトを“自分の駒”だと思っていない

いかがだったでしょうか。

開業前であれば、チェックが１つや２つ程度のほうが、むしろ健全なのではないかと思います。なぜなら、ご自身が「この点はできている」と考えると、その点においては、それ以上伸びないという原則が存在するからです。本当にできているのであれば良いのですが、もしそうでなかった場合、自覚している自分と本来の自分にギャップが生まれ、経営の面でも課

題の原因になりえます。また、「本当にできているのかな」「まだまだ知らないこと・できてないことがたくさんある」というマインドのほうが、今後の伸びしろは、圧倒的に大きいのです。

### ◎本書の内容

本書では、「開業＝起業」にマインドセットできたあなたが理想の経営を実現するための、クリニック経営の原理原則を解説していきます。

第１章ではまず、歯科医院開業の前に必ず知っておくべき「経営」「ビジネス」とは何か。また、経営の軸となるマネジメントフレーム（枠組み）について学びます。

第２章では、第１章からさらに進んで、成功する歯科医院開業のための方向づけと、プロジェクトプラン（事業計画）に向けての戦略の検討について学びます。

第３章からは実践編となります。まず、銀行融資の際にも必要となるプロジェクトプラン（事業計画）に盛り込むべき内容、立て方のポイントについて学びます。

第４章では、計画を実現するためにどのような行動が必要なのか、具体的なスケジュールをもとに見ていきます。

第５章では、開業からブランディングをスタートし、その後も成長し続けるための、ブランディングを軸としたマーケティング・広告戦略について解説します。

第６章では、院内スタッフの管理・人事・教育・コミュニケーションなど、人財マネジメントに関して学びます。

本書の位置付けは、クリニック経営の入り口でありながら経営の神髄を網羅しており、歯科医院の開業準備〜開業までをメインのテーマにしています。ですので、経営についてまったく詳しくありませんという方でも、読み進める中で自然と基礎知識がつくように設計しておりますので、ご安心ください。

実際に、「経営知識がゼロで、自分のクリニックが欲しい」がスタートだった勤務医の先生でも、「開業＝起業」にマインドをシフトでき、最寄り駅から車で20分以上の地方ロードサイド立地でも、開業初月でカルテ350枚以上･200万円以上の黒字化を達成した事例もあります。内覧会でも、業者に依頼しなくとも200名以上の来院実績は、私たちにとって珍しいものではありません。

これらは一例ですが、より詳しい解説や自らの起業・経営に落とし込みたい方は、問い合わせていただければと思います。

まずはご自身に「開業＝起業」のマインドをセットし、経営にほどよい危機感と大きなワクワクを抱いていただけたら幸いです。本書を通じて、理想的なクリニック経営のきっかけを掴みとり、思った以上の“目的地”に到達されることを願ってやみません。

2020年12月

アプローチ代表　中村　浩介

『クリニック起業術』目次

# 第3章
# 実践へのアプローチ
# プロジェクトプランを作る



# 第4章
# 開業のスケジュール

# 第5章 ブランディングを実現するマーケティング



# 第6章 マネジメントの本質

*Entrepreneur Spirit*

# 第1章
# 経営の基本を知る

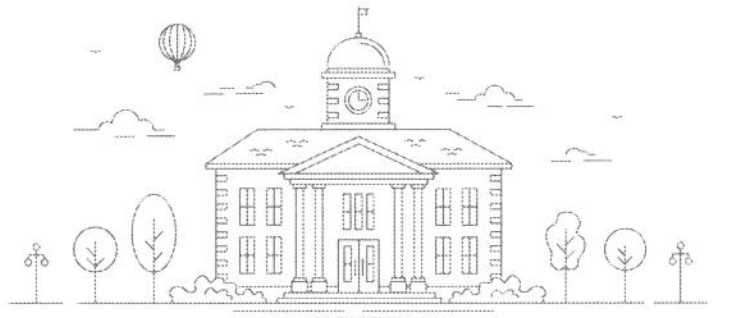

# 歯科業界の現状と未来

## ◎人口は減少傾向の一方で、歯科医院は飽和状態

「はじめに」をお読みいただき、「開業＝起業」である理解ができた前提で、第1章では“経営の基本”を学んでいきます。

なぜ、第1章で経営の基本を押さえていただきたいのかというと、学校で学んだ国語や算数などの学問と同様に、国語なら平仮名を学んでからカタカナを学び、漢字へステップアップするように、“経営”にも学びの順番が存在するからです。

経営を学ぶ順番は、まず社会環境や世の中（全体像）への理解を深め、それから自身の業界に落とし込んでいく流れが一般的です。経営のセオリーを知り、知識を深めていくことによって全体像が見えてくるので、「何のためにセミナーに参加するのか」（目的：パーパス）であったり、「ここが私のウィークポイントだから補うためにプロに任せよう」（分離型経営）など補完の仕方まで客観的に俯瞰して見えてくるようになります。

経営の全体像を掴めていない開業の準備期に特に陥りやすい代表的な事

例は、ホームページ制作や内覧会など施策に一貫性がなく、それぞれがちぐはぐになってしまうことです。それぞれの施策を実施すること自体が目的になってしまい、一貫性を持たせて経営をデザインすることや、それぞれの施策がブランディングの一環であることに気づいていないことが往々にしてあります。

また、経営のセオリーを知らないと、いきなり「自費売上を上げるハウトゥセミナー」や、メーカーが主催する「開業セミナー」に乗っかり、そのまま“クリニック開設行き”のレール上を走ることになります。繰り返しますが、私たち経営サイドにとっては、経営を継続し成功に導くことが目的ですから、「開業＝クリニックの開設」がゴールではなく、「開業＝起業であり、経営のはじまり」であることは、改めて肝に銘じていただきたいと思います。

さて、それでは、歯科業界の現在と未来の展望に関して理解を深め、全体像を掴んでいきましょう。

まずはじめに、大前提として業界では周知されている歯科医院の件数ですが、全国の歯科医院は数だけ見ると、68,000件を超える飽和状態にあります（2017年）。

件数が飽和状態にある一方、日本は“高齢化”から“超高齢社会”といわれる時代に突入し、総務省の推計では、2018年時点で日本の高齢比率は28.1％で世界一です。さらに2025年の高齢比率は30％を超える見通しです。

さらに、日本の人口は減り続けており、2065年には総人口が8,740万人と2015年に比べ約3,800万人（30％以上）も減少しています。

## 近年の歯科診療所数（全国）

| 調査年 | 2008年 | 2009年 | 2010年 | 2011年 | 2012年 | 2013年 | 2014年 | 2015年 | 2016年 | 2017年 |
|---|---|---|---|---|---|---|---|---|---|---|
| 全国 | 67,779 | 68,097 | 68,384 | 68,156 | 68,474 | 68,701 | 68,592 | 68,737 | 68,490 | 68,609 |

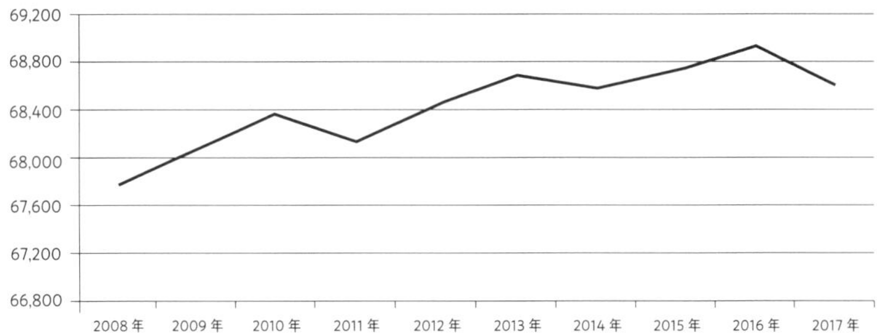


（参考）過去の歯科医院数

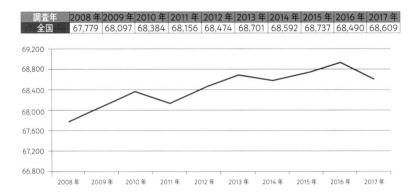

| 調査年 | 1998年 | 2003年 |
|---|---|---|
| 全国 | 61,651 | 65,828 |

出典：厚生労働省　2018年発表「医療施設調査」より作成

## 人口ピラミッドの変化 1990年～2065年

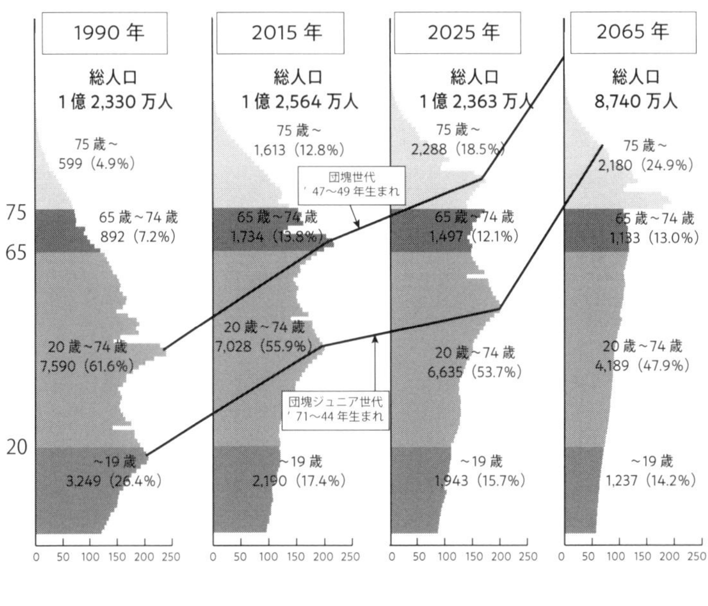


出典：厚生労働省「人口ピラミッドの変化（1990、2015、2025、2065）－平成29年中位推計－」をもとに作成

**合計特殊出生数の推移**

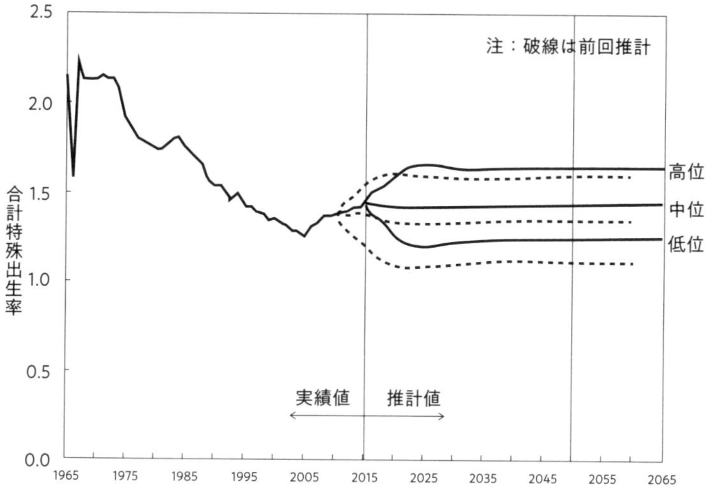


出典：厚生労働省日本の将来推計人口（平成29年推計）

もし、あなたが35歳で2020年に開業した場合、2065年は45年後なので80歳となります。経営の最中に、人口の減少は真っ只中ですから、先を見据えた準備の重要性をご理解いただけると思います。

併せて、2020年の厚生労働省が発表した出生率は1.36であることから、2015年時点で予測した「低位」で推移していることがわかります。

つい、未来の数字は、「先の話」と思ってしまいがちですが、実績の経過を鑑みてもジワジワと、確かに来る未来と予測できるのではないでしょうか。

年代別の DMFT（1人あたりの平均う蝕経験歯数）

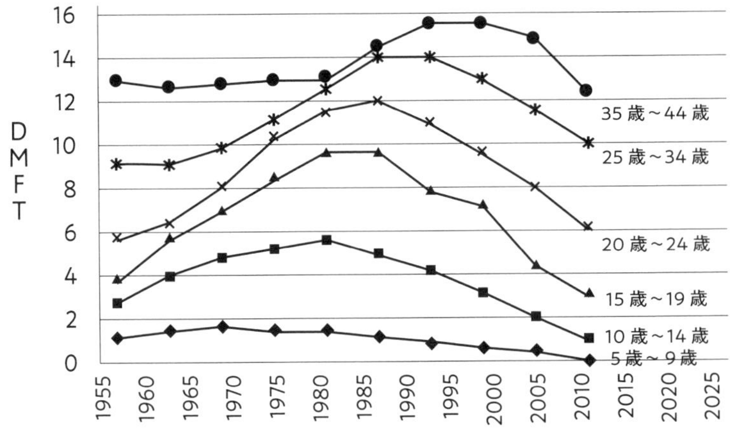


出典：厚生労働省「[（歯科疾患実態調査、1957 ～ 2011 年、5 ～ 44 歳）」

## ◎子どもの数も、虫歯の本数も減少する

年代別の DMFT（1人あたりの平均う蝕経験歯数）をみても減少傾向です。2010 年時点では 14 歳以下では1本以下であることがわかります。

このデータを、先程の出生率と合わせて鑑みると、今後は、子どもの数が減って虫歯も減ることがわかりますから、なおさら「削って詰める」診療は、先細りであるといえます。

これらの情報だけでも、歯科のクリニック経営の未来図は、

「総人口は減り、カリエスも減り、ライバル過多で、これまでのやり方（先輩の成功例の踏襲）は通用しない」といえます。1986 年から 1991 年のバブル期の前後に開業した先輩方の経験談を耳にすることもあるかもしれませんが、その経験則は、外部環境が圧倒的に現在と異なるので、“過去”として考えたほうが良いでしょう。

それでは、“超高齢”“人口減”“少子化”“ライバル過多”の環境下で新規に開業した場合、患者とスタッフに選ばれ続け、継続的な成功を収めるにはどうしたらよいのでしょうか。

その答えは、**経営の原理原則を学び、自身の経営に落とし込むこと**です。原理原則を落とし込むことが、経営における王道であり、かつ、持続性が高く他者が真似できない差別化を実現できます。

差別化自体を目的に、最新の光学印象やCTなど新しい医療機器を他の医院より先に導入しても、逆に導入されれば差別化は一時的なものにとどまります。

一方、経営の原理原則を導入する差別化は、クリニック経営において、これ以上ない差別化が実現可能で、しかも高い持続性も備えています。

その背景には“医経分離”と“ブランディング経営”があるのですが、これらについては詳しく後述させていただきます。

まずは原理原則を押さえ、外部環境が変化しても選ばれ続け、柔軟に対応できる骨太な経営のポイントを、次の“経営の本質”を通じて押さえていきましょう。

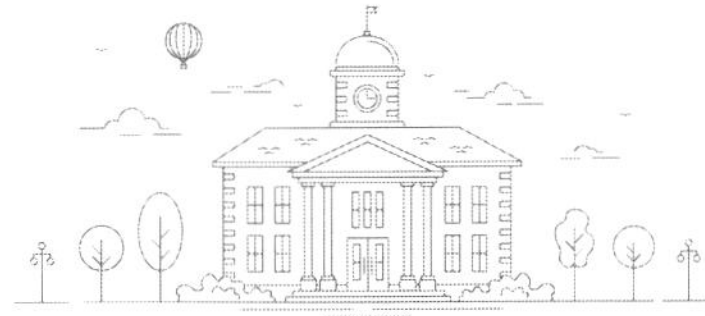

# 経営の本質を知る

## ◎そもそもビジネスとは何か？

「はじめに」でお伝えしたように、「開業＝起業」と捉えられている方が少ないことと同様に、「クリニック経営＝ビジネス」と認識できている方もあまり多くはありません。クリニック経営は医療機関なので、ビジネスの実感が湧きにくいことも事実ですが、クリニック経営も立派なビジネスです。

では、そもそも「ビジネス」とは何でしょうか？

ビジネスとは、

「**お金を何かに換えて、お金を増やす活動のこと**」です。

クリニック経営も、お金で場所を確保し、医療機器を揃え、スタッフを雇い、患者さんにご来院をいただくことで“医療サービスを提供している”ビジネスです。それによってお金が増えなければ経営を存続できないという面でも、クリニック経営は慈善事業ではない立派なビジネスであることはご理解いただけるかと思います。

また、ビジネスというと「お金儲け」や「売上主義」といったイメージを持つ方も少なくありませんが、売上は顧客からいただいた“評価”の数字であり、経営という旅を継続するための“燃料”です。“燃料”が無くなれば、旅はそこで終わってしまいますから、売上を求めることは、後ろめたいことではありません。

そして、この“ビジネス”の定義の一文に、経営のキモが隠されています。

それは、「**お金を何かに換えて**」というフレーズです。

この、見逃してしまいそうな「何か」が経営の本質であり、ビジネスのキモなのです。

歯科医院経営も医療サービスという、ビジネスの１つであることは既に共有しました。

例えば、お金をインプラント体に換え、術を行うことで手術代を得ることや、お金をブランケットに換え、矯正の治療を行うこともその１つです。また、スタッフの技術を磨くための教育費、集患するための広告宣伝費も、「お金を何かに換えている」行為であることには変わりありません。

つまり、言い方を変えると、「**お金を何かに換える知識が、経営において究極の神髄である**」ということです。“換え方”がすべてであると言っても過言ではありません。

歯科業界だけでなく、開業後、間もなくしてベンツやBMWなどの高級車で、節税対策をしていたり、勤務医時代の給与を下げたくないために、内部留保（経営の貯金）を削ってでも自身の給与をこれまで通り維持する、という選択は珍しくありません。

経営は自由ですから、縛りはないにせよ、これらも「お金を何かに換えている」というビジネスの中での選択であるという認識は、深めていただ

**ビジネスとは**

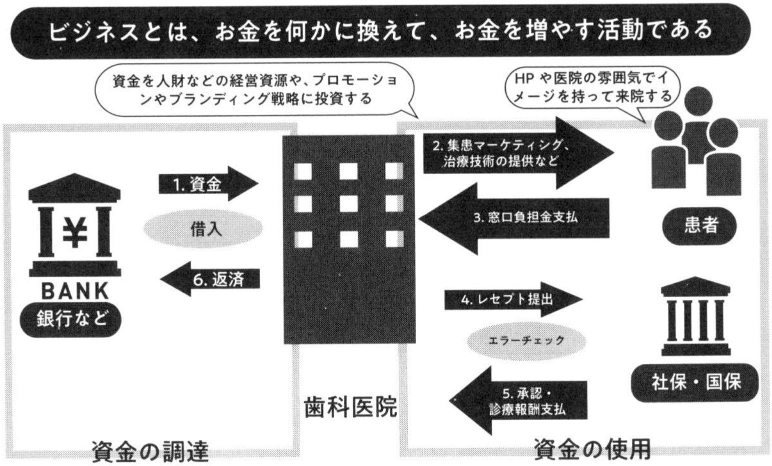


く必要があるでしょう。

この換え方をコントロールし、“ビジネス”を徹底している有名な企業の1つといえば“アマゾン”です。

アマゾンを知らないヒトがいないほどの巨大組織でも、あえて利益を残さず投資に使い続け、利益を減らすという方針が存在します。

どんな方針かというと、会社に経営を維持する以上のお金があっても“死に金”であり、“お金を何かに換え続ける”行為を徹底し継続しているのです。

アマゾンは、いつでも利益を出そうと思えば出せる経営状態にもかかわらず、まずは規模拡大を最優先にしているため、とどまることを知らないほどに成長しているのです。

その方針と成長はとどまることを知らず、創業者であるジェフ・ベゾス

CEOが月面への着陸、滞在という宇宙ビジネスのビジョンを発表したことも、近年では有名な話です。

アマゾンほどの巨大組織を目指さないにしても、経営の原理原則を押さえるという点では、なんら変わりはありません。

このように、お金を何かに換えて、モノやサービスを提供し、創意工夫し利益を得続ける。これがビジネスの構造です。そして、この“ビジネス”を継続していくことを「経営する」といいます。

ここまでを整理すると、

- **ビジネスとは、「お金を何かに換えて、お金を増やすこと」**
- **経営するとは、継続してビジネスをすること**
- **歯科医院経営では、お金を増やす手段の１つとして歯科医療サービスを提供している**

という原理原則と本質が見えてきました。

これらの“気づき”は、「開業＝クリニックの開設」という思考では生まれません。

経営者の意思は、行動や発言で振る舞いとなってスタッフに降り注ぎますから、クリニックの経営者に起業家精神が備わることで、チャレンジを推進する組織に成長でき、結果として自発的な人財に囲まれることは間違いありません。

| |
|---|
| □ビジネスとは、お金を何かに換えて、お金を増やす活動のこと |
| □経営とは、継続してビジネスをすること |
| □お金を何に換えるのかが、経営の分かれ目 |

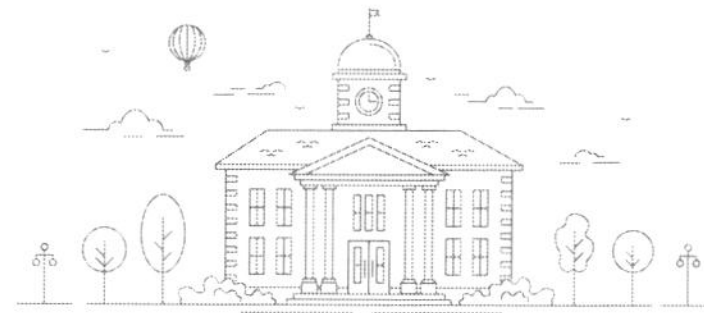

# ５つの経営資源とその使い方

## ◎ヒト・モノ・カネ・情報・時間

さて、ここまで「経営することは、ビジネスを継続していくこと」であり、「お金を何かに換えて増やすこと」がキモであることを共有してまいりました。

次に、ビジネスの原則における“何か”は、５つに分類できることをご紹介します。

その“何か”の分類とは、『ヒト・モノ・カネ・情報・時間』の５つです。

これらをまとめて『経営資源』と呼びます。

つまり、ビジネスの原則「お金を何かに換えて」の「何か」は、この５つの経営資源に収束するということです。

この経営資源の分類がわかるようになると、自院の経営には今何が有効なのか、ブランディングにはどう影響がありそうなのかなど、資源の使い方が適切に判断できるようになり、経営の“選択と集中”の精度を高めることができるようになります。

また、資源の分類を習得することにより、経営の充足不足ポイントが見える化できるようになります。充足不足ポイントが見えてくるだけで、課題に対するアプローチも的確になるので、課題解決のスピードも格段に上がります。例えば、クリニック経営の代表的な課題を５大資源に置き換えてみると、

・すぐ院長室にこもりたくなる。コミュニケーションの仕方がわからない（ヒト）
・スタッフの技術力がわからない。または研鑽する必要がある（ヒト・モノ（技術））
・損益分岐もなんとなくしか知らず、経営におけるお金の使い方を知らない（カネ）
・開業や経営について知り合いから断片的に聞く程度（情報）
・「忙しい」が口癖で、それが当たり前だと思っている（時間）

など、これらの「クリニック経営あるある」は、一度は身の回りで聞いたことがある話だと思います。誰もが強化していくポイントを持っていて当然なのですが、他者と差がつく最大のポイントは、この５大資源のどこが弱いのか、できているのか適切に自覚し、それに合った対策を打つことです。

それに合ったというのは、“ヒト”が強化ポイントであり課題なのに、“モノ”を強化する技術系セミナーに参加し続けても、課題の本質は解決されないように、“目には目を”の考え方が課題解決のポイントです。

開業時期に持っておくと良い資源を活用した考え方の例は、

「そもそもHPを作るのは（モノ）、スタッフ採用や集患のためだから（ヒト）、ターゲットを呼び込むために（情報）、写真や映像を構成する制作期

間が必要だな（時間・情報）」

のように、**目的から他の資源に落とし込めると、多くの「とりあえず作っとこう」を避けることができます。**

また、インプラント治療や矯正治療を資源に置き換えれば、インプラントとブランケットはモノ、治療技術もモノ、知識は情報、動けるように行うスタッフ教育はヒトということになります。ここではまず、資源を理解しやすくするためにスタッフ教育はヒトとしましたが、実際のスタッフ教育に対する資源投下はヒト（スタッフ）＋時間（教育時間）＋情報（セミナー）＋セミナー参加費（カネ）など複合的になります。

右ページの図は、経営資源を種類ごとにまとめたものです。

過去、経営資源は、ヒト・モノ・カネの３つと言われていました。しかし、時代と共に情報過多かつ働き方改革が推進される現代社会において、情報と時間の資源は、現代の経営において欠かすことができなくなりました。むしろ、近い将来、ＡＩ技術の発達によって、ヒトが経営資源から無くなる時代がくるかもしれません。

また、ここで“経営”とは何かを説明いたします。

「経営すること」はビジネスを継続することでしたが、経営は、

「**やりたいことに対して適切な経営資源の配分を行うこと**」です。

混同しやすいので、整理すると、

『**経営とは、やりたいことに対して、適切に５つの経営資源の配分を行い、ビジネスを継続すること**』です。

この“やりたいこと”とは、北海道や沖縄の旅行で例えたところの“目

## 経営資源の種類

| 分類 | | | 項目 | 説明／具体例 | 主な特徴 |
|---|---|---|---|---|---|
| 時間 | | | | 診療、休み、練習、ミーティング、面談など | ・唯一、皆が等しく与えられた資源<br>・使い方が経営に直結する |
| 知覚できる資源 | | | カネ | 現金（内部留保）、預金 | ・時間以外の経営資源を買うことができる<br>・無くなると経営できない |
| 知覚できる資源 | | | ヒト（人的資源） | <直接的>Ｄｒ、DH、DA<br><間接的>経営陣スタッフ、税理士など | ・成長することができる<br>・コントロールすることはできない |
| 知覚できる資源 | モノ | | 不動産 | 土地、建物 | ・売る、貸す、継ぐなど選択肢がある<br>・テナントは借りている状態なので資産にならない |
| 知覚できる資源 | モノ | 動産 | ハードウェア | ユニット、ＣＴ、マイクロ、レーザーなどの機器 | ・ユニットなど生産性に直結するものがある<br>・永続性がなく買替やメンテナンス費用が発生する |
| 知覚できる資源 | モノ | 動産 | その他 | 内装、家具、訪問診療車両など | ・節税目的で公私が混同される場合がある |
| 知覚できる資源 | モノ | 知的財産 | ソフトウェア | 電子カルテ、インプラントシュミレーションソフト、自院アプリなど | ・導入後、運用方法まで落とし込むのがキモ<br>・他社にデータを移行する場合に互換性の有無がある |
| 知覚できる資源 | モノ | 知的財産 | コンテンツ | ＨＰ、パンフレット、映像、電子書籍など | ・マーケティング戦略のキモ（新患、リコールに直結）<br>・アナログとデジタルの使い分けが重要 |
| 知覚できる資源 | モノ | 知的財産 | 情報・データ | 患者情報、地域の特性、業界のＰＥＳＴ | ・自院のターゲットに合わせたデータの活用がポイント<br>・データを分析する能力も求められる |
| 知覚できる資源 | モノ | 知的財産 | その他（ナレッジ） | マニュアル（技術、規則など）、ノウハウ | ・風土作りにも影響する<br>・マニュアルを身につける実施計画が必要 |
| 知覚できる資源 | モノ | 知的財産 | ライセンス、実績 | 専門医、実績数、症例写真、出版数など | ・ブランディング戦略に直結する |
| 知覚不可能 | | | ブランディング | 患者、場合によってはスタッフからのイメージ | ・イメージという意味では自動でブランディングされる<br>・戦略の意味ではブランディングは作る行動が必要 |
| 知覚不可能 | | | 組織力・文化 | 一医院、一医院としての雰囲気、風土 | ・人の集合体という側面が大きい<br>・ＴＯＰの考え方が組織に根付きやすく表裏一体 |

的地”にあたります。この目的地が人それぞれなので、成功の定義も経営者によって異なります。この目的地のことを、一般的に“ビジョン”とい

います。

「ビジョンがないと経営できない」「ビジョンはどうやって創るんだろう」と難しく語られることが多いのですが、シンプルに、自分がやりたいこと・身を置きたい生活環境も立派なビジョンの一部です。そして、そこには正解や間違い、大小などないので、自由に「自分が働かなくても収入が得られる環境を手に入れたい」であったり、「なりたい職業ベスト10に入るぐらい業界を魅力的に変えていきたい」など、想いの膨らませ方はそれぞれで良いのです。

そして、それぞれの目的を叶える手段として、資源を継続的かつ、計画的に投下します。この経営資源を適切に分配する能力のことを、"経営手腕"といいます。

### ◎5つの資源の使い方が経営を左右する

それでは「適切に経営資源の分配をしていくこと」とはどういうことか、詳しくみていきたいと思います。

5つの経営資源を、旅行と比較すると、右ページの図のようになります。

5つの資源それぞれが経営に欠かせない役割を持っているのですが、5つの中でも最も特異な資源が"カネ"です。

"カネ"は、資源の中で唯一、無くなると経営が存続できないという性質を持っており、カネの使い方について知識を深めることは、直接的に経営の存続と繁栄につながっています。(カネの資源については第3章で詳しく解説します)

カネの使い方は「投資」と考えられると良いでしょう。土地や建物の購

**５つの経営資源　クリニック経営と旅行の比較**

| | クリニック経営の場合 | 旅行の場合 |
|---|---|---|
| ヒト | 経営陣、スタッフ、患者さん | 本人、同行者、添乗員 |
| モノ | 建物、内装、提供する医療技術、製品 | 交通手段、宿泊先、携行品、お土産 |
| カネ | 診療報酬や勉強会費、広告宣伝費や設備投資に使うすべての費用 | 交通費、宿泊費、現地での食費、オプションの遊興費、お土産代 |
| 情報 | セミナー、ＳＮＳ、新聞、書籍からの情報 | 『地球の歩き方』『るるぶ』などの書籍、インスタなどＳＮＳからの情報 |
| 時間 | 診療時間、勉強や練習時間、休息の時間 | 滞在日数、観光スケジュール、出発時刻、自由時間 |

入、医療機器の導入や集患にかける広告宣伝もすべて資源の投下、すなわち「投資」です。

投資効果を最大限に引き出すコツは、それぞれに目的と数字目標を作り、実施後にフィードバックを実施することを習慣化することです。このサイクルをKPIといいます。

KPIとは、目標を達成するために定期的に達成状況を観測する定量的な指数のことで、目標と結果を見直すことにより、達成に向けたパフォーマンスの動向を把握できるようになります。クリニック経営における指数は、目標の売上や集患数と考えるといいでしょう。

KPIの測定をすることによって、達成した場合もそうでない場合も、投資効果を評価することができ、次の具体的な施策につなげることができます。

経営者の心構えとして「やったけどだめだった」ではなく、今回は未達という結果を得られたこと、そしてなぜ未達だったのかを考えられたほうが次の施策につながり、経営にとってポジティブなサイクルを生み出すことができます。

また、もう１つ、カネの資源ならではの特異性があります。

それは、「他の資源を買うことができる」ということです。これは、カネの資源ならではの特徴です。

スタッフの採用・雇用でヒトを“買う”、勤務医を採用して自分の時間を“買う”、書籍や新聞で情報を“買う”、経営陣を厚くするためプロの知識を“買う”など、他の資源を買うことができるカネの資源の特徴をみても、改めて“カネを何に変換するのか”が経営を大きく左右することがわかります。

ここまでをまとめると、経営は「５つの資源の特性を理解し、限られた資源をどうバランスよく使っていくかがポイント」ということです。この、経営資源をコントロールすることを「マネジメント」といいます。

「マネジメント」と聞くと、つい“ヒト”のマネジメントが真っ先に思い浮かぶことが多いと思いますが､経営においては「５大資源のコントロール＝マネジメント」だと理解してください。

「マネジメント＝ヒトにするもの」と、１つだけの資源の認識でいると、スタッフに対して「どうして自立しないんだ」であったり、「うちの医院は院長だけ頑張っていて生産性が悪い」とストレスを抱える経営を続けることになります。

ヒトの成長に直結する教育においても、資源は複合的に関連しているので、原因は“時間”の資源配分なのか、“情報”への投資がなされておらず、知識のアップデートがなされていないことが、本質的な原因であることは少なくありません。最短距離で課題解決するためには、どの資源配分に問題があるのか、客観的に見直すことがポイントです。

特に、開業期は借入が発生するので、カネの資源に不安を覚えやすい時期であり、同時に“ヒト”が育っていない時期でもあるので、スタッフに強く当たってしまうことも少なくないと思います。

しかし、それらの問題の根本は事前の“準備不足”からきていることが多く、その準備不足は、学生時代や勤務医時代に経営を学ぶ環境がなかった“弊害”の１つなのです。

ここまで、経営の源泉は、どんな経営であっても、自分が何をしたいのかであり、それに対してどう５大資源を投下していくのかが（経営手腕）、経営の存続に大きく影響することを共有いたしました。

資源の活用について、より詳しくは２章以降で解説しますが、ここでは、経営を存続させるために、５大の経営資源の重要性と、その資源の配分をすることが“マネジメント”であることを押さえてください。

- □経営とは、「やりたいこと（ビジョン）に対して適切な経営資源の配分を行うこと」
- □５大の経営資源とは「ヒト、モノ、カネ、情報、時間」
- □“カネ”の資源の特異性は“無くなったら終わり”と“他の資源を買える”こと

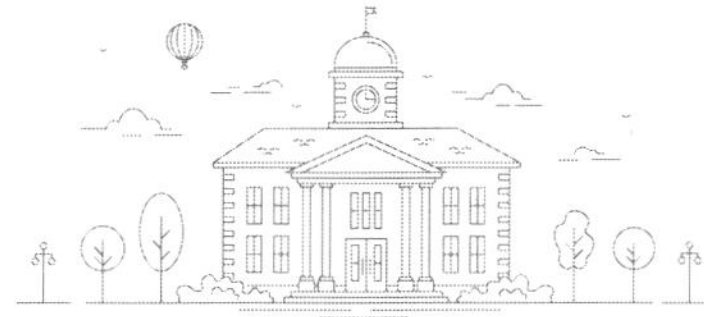

# 経営の骨子
# （マネジメントフレーム）

## ◎マネジメントフレームで旅の道筋をつくる

ここまで「開業＝起業」であること、「起業は経営のはじまりであり、クリニック経営もビジネスである」こと、「経営資源には“ヒト・モノ・カネ・情報・時間”の５つが存在する」こと、そして、「５大の経営資源をどう分配するのか＝マネジメント」であることをお伝えしてまいりました。

さて、ここで思い返していただきたいのが、私が「はじめに」で触れた、開業したい先生に伺う「どうして開業したいのでしょうか」という問いです。

この動機こそが、経営のエネルギーの源であり、「経営とは、やりたいこと（ビジョン）に…」の部分に該当します。つまり、やりたいことや好きなこと、得意なことが経営を続けるエネルギーの源のため、「時期が来たから」開業は、継続性においてリスクが高いことを意味します。

「時期が来たから」開業は、気づかないうちに医院経営を私物化してしまいやすく、「こんな医院をつくりたい！」という熱量が欠けやすいので、スタッフに仕事のやりがいを作ることや、患者さんをファン化するにも、大きく影響がでます。

さらにこの時、５大の経営資源の分配も行われない可能性が高く、スタッフの離職の連鎖や、運転資金と生活費のための借入が止まらない“負のスパイラル”の連鎖の数々につながってしまいがちです。

このように、経営の存続性にも重要な、「経営の源泉＝やりたいこと（ビジョン）」ですが、これを開業前に作りこむことは、起業家でない限りハードルが高いと思います。

しかし、「ガンガン保険診療を回す医院ではなく、ゆっくりと患者さんと話す時間が取れる診療スタイルを実現したい」「クリニック経営だけが人生じゃない。家族と時間が取れる経営をしていきたい」「究極、50歳までに不労所得を得られるようにしたい」ということも、ご自身が達成したいビジョンの一部です。

まずは、美辞麗句で飾らずに、ご自身に素直になってみると、ビジョンの創造は意外とシンプルな場合もあります。

そして、どんなビジョンを現実にするにも、経営の骨子（マネジメントフレーム）を理解することが欠かせません。マネジメントフレームが構築できると、これを知らない経営者と圧倒的な差が生まれるだけでなく、資源の無駄も省くことができ、さらには組織的な課題も見える化できるので、しっかり押さえていただきたいと思います。

経営の骨子は、次ページの図のような体系になっています。

**経営の骨子（マネジメントフレーム）**

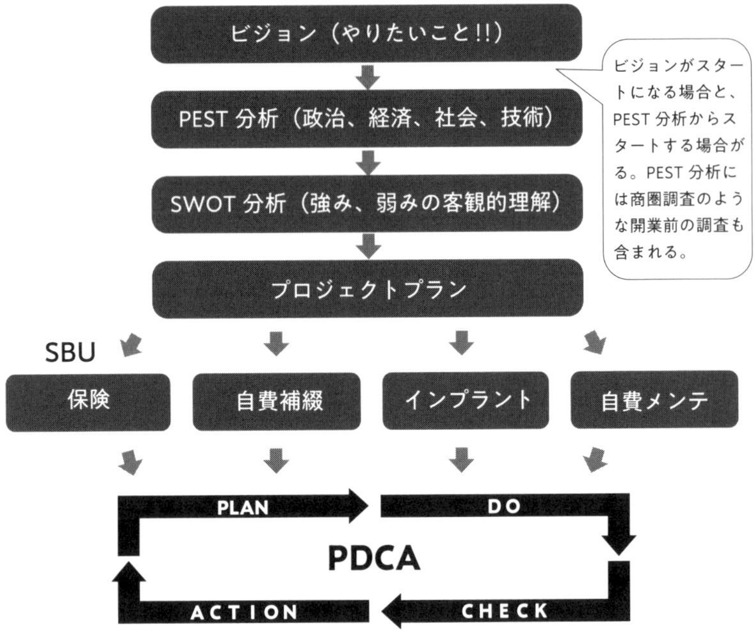


①ビジョンの設定（経営の源泉）

② PEST分析（政治、経済、社会、技術）

③ SWOT分析（強み、弱みの理解）

④プロジェクトプラン（事業計画）

⑤ SBU（ストラテジービジネスユニット：歯科医院であれば保険診療や自費診療）

⑥ PDCAサイクル

このマネジメントフレームの体系図が、クリニック経営の“全体の流れ（オーバーオールフロー）”です。

この体系図を知っておくことで、「PDCA サイクルが大事」など、マネジメントセミナーで聞いたような部分的な情報に惑わされず、「経営の体系図のどの位置のことを言っているんだな」と、俯瞰して経営の全体像を見られるようになります。これを知らないと、いつまでもマネジメントが何か、あれも大事、これも大事と探し続けることになり、新しい情報や言葉に振り回されることになります。

マネジメントフレームの体系図を言葉で整理すると、ビジョン①が経営の源泉となり、そのビジョンの領域・業界の状態を把握すること②、状態を把握した上で自らを分析し③、それを踏まえ、達成に向けてプロジェクトプラン（事業計画）を立て④、実践に移っていく⑤⑥、という流れです。

究極をいえば、経営でも何でも、「やりたいこと」「好きなこと」に勝る動機とエネルギーは存在しません。それが、すべての行動の源泉です。そして、経営を通じて「やりたいこと」を実現するために、マネジメントフレーム（経営の体系図）のようなセオリーが存在します。

それでは、実際に、このマネジメントフレームに沿って、経営の源泉であるビジョンの創出から、順を追って詳しく解説してまいります。

**□経営には原理原則となるマネジメントフレームが存在する**

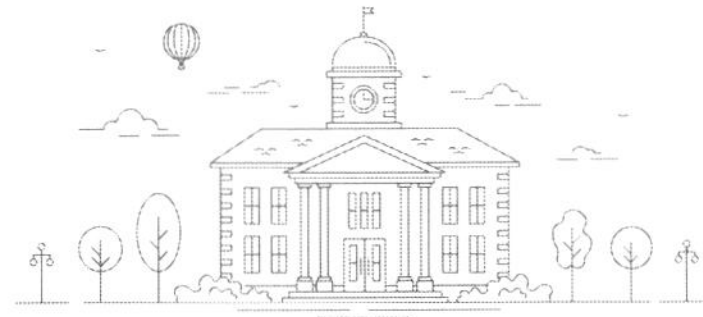

# ビジョンの創出

## ◎自分の「やりたい」「好き」「したい」は何か

趣味や好きなことがとてつもない行動力を生むように、経営においても「自分のしたいを持っている」ことは原動力となり、強力な強みの１つです。

マネジメントフレームにおいて、はじまりとなる源泉に位置するビジョンの大きさが、経営を回すエネルギー、いわば源泉から湧き出る水の量ですから、流れ出る水が多いほど下流は潤い、栄えていきます。

マネジメントフレームのはじまりであるビジョン（やりたいこと）が、経営者にとってワクワクするものであればあるほど、人口減やライバル過多といった向かい風になるような環境下でも、なんなく乗り越えることができます。

クリニックの開業を考えはじめるきっかけは、「城を持ちたい」や「時期」でも構わないと思いますが、源泉の「量」が経営を回す原動力ですから、ビジョンは、開業前の計画の段階で創出する時間を確保しましょう。

開業を検討している先生方から、よく「内装をどうしたらいいのか」「ホームページは、内覧会は……」と部分的なご相談をいただくのですが、この質問が浮かんだときは、「なぜ、どんなクリニックをつくりたいのか」ビジョンに立ち返る必要があると思います。

もし、「こんな患者さんにきて欲しいんだ」というビジョンがあれば、

「ターゲットの患者さんに受け入れていただけるような内装、好感をいただけそうなデザインを用いたホームページ、喜んでいただけそうなノベルティなどを含めた内覧会を行えばいい」

といったように、実は、大変シンプルな意思決定ができます。

「内覧会のノベルティは、業者に任せてアヒルのおもちゃでもいいかぁ。先輩もやってたし」という意思決定では、**その決断自体が経営者の意図しないブランディングにつながってしまう恐れがある**ので、ここでの「とりあえず」も、軽視はできません。

また、やりたいことを明確にすることのさらに良い点として、ビジョンがあることで「自分好みを脱却することができる」という最大のメリットが生まれます。どういうことかというと、ターゲットに合わせた内装や設備投資を考慮できるようになり、他の施策も「ターゲットがどう思うんだろう」という顧客の目線と観点でスタッフと話ができるようになるのです。患者さん想いの風土作りのきっかけも、実は、こういった考え方と会話からはじまっています。

このように、ビジョンを理想の未来として描き、その理想から逆算してたどり着くために計画立てすることを、バックキャスティングといいます。逆に、過去の延長線から今があり、その延長線上に未来を想像することをフォアキャスティングといいます。

もう少しわかりやすくお伝えすると、

「過去は関係なく、極論は、こうなったらいいな」＝バックキャスティング思考、「今までの流れからすると、今後、こうなったらいいな」＝フォアキャスティング思考です。

バックキャスティングとフォアキャスティングの、どちらが良い思考法という話ではありませんが、過去からの延長線で未来を考えるフォアキャスティングよりも、ビジョンの創造という点において、自由な発想と理想を描くバックキャスティングのほうを、私は推奨しています。

### ◎ビジョンがない状態で経営すると

では、ビジョンがない状態で経営するというのは、どういう状態でしょうか。

クリニック経営において、診療中に患者さんから「貴院のビジョンは何ですか？」と聞かれることはまずないでしょう。

しかし、どこに向かっているのか、向かいたいのか、共有されていないスタッフにとっては、どんな振る舞いが相応しいのかわからず、内心は不安です。方向性が定まっていない医院環境は、たいていが院長の好みや機嫌に左右されるため、気が利くスタッフほどストレスを感じやすく、離れていきます。

ビジョンを創り、医院の目指す“目的地”として共有することで、はじめてスタッフに行動指針が生まれ、それに伴った役割を与えることができます。その役割を認識できたスタッフは、自分にとっても「医院に貢献したい」「先生の力になりたい」と目指す目的地ができ、自立して行動するきっかけにもできます。

私が先生方から、「マネジメントに取り組みたい」とご要望をいただき、医院見学をさせていただく際、状況に応じてスタッフにアンケートを実施することもあるのですが、往々にしてこのような状況に出会ってきました。質問と回答の１つをご紹介いたします。

質問：あなたの医院の目標を教えてください。

スタッフ回答：「わかりません」「院長がやりたいようにやること」

いかがでしょうか。まだ、記述があるだけでも良いほうで、この質問に対しては空欄であることも半数近いです。中には「ない」の２文字という回答もあります。冗談のように聞こえるかもしれませんが、これが、ビジョンが共有されていない状態のスタッフの現実なのです。

### ◎まずは「やりたい」を思い描く

ビジョンを創造するコツとして、バックキャスティングの思考法をお伝えしました。さらに、より具体的にビジョンを創造するには、あらゆる障害は考慮せずに、シンプルに自分が「やりたい」「こうなったら最高」という点のみに、集中してください。

「費用がかかりそう」「本当にできるのかな」「親の許可が」といったハードルは一切除外し、それらを考慮するのは自分の「やりたい」が設定できた後で構いません。

あくまで、ご自身の価値観で目的地を設定することが大切です。それが理想となり、ワクワクし続けられる「ビジョン・ロマン」につながるのです。

また、私がクライアントと共にビジョンを描くときには、「究極はどうなったらいいのか」の“究極論”で考えています。すると、ビジョン創りに悩んでいた先生も、「究極だったら、経営は何も考えず、ひたすら好きな治療に集中していたい」や、「究極は、正直、不労所得で暮らしていきたい」など、スッと、気持ちを出せることが多々あります。

クリニック経営は医療ですから、綺麗に整ったコンセプトや、ビジョンも美辞麗句で聞かれることが多いですが、経営のビジョンを創る時は、経営者のありのままの気持ちになってください。ビジョン創りを１人で取り組む場合は、素直になって、白紙に思いつくままに、書いてみると整理がしやすいです。

「究極、できるならこうしたい」といった発想は、開業後も継続的なワクワクにつながりますし、自分の本当の思いに気づく機会にもなりますから、是非、お取り組みをお勧めします。

□自分の「したい」が経営の源であり、経営の原動力になる
□ビジョン創りに悩んだら、究極どうしたいのか素直に書き出す

## ◎何がしたいかを明確にするビジョンシート

究極でどんなクリニック経営がしたいのか定まってきたら、次にやることは、右ページの図の「ビジョンシート」作成です。

ビジョンシートは、

・自分のビジョン（診療スタイルも含む）
・雰囲気や空間のイメージ（アロマが漂い、落ち着いた空間など）
・診療内容（審美中心、予防中心など書けるだけ記述する）
・３年後の医院イメージ - その時のプライベートのイメージ（売上・収

## ビジョンシートの例

### ３年後の医院イメージ
紹介患者がメインとなっており、月の売上は 1000 万を越えている。保険が 50 万点、自費 500 万円。
スタッフは後輩を育てられるスタッフが数名おり、課題に対する改善提案も行える状態にする。

### プライベートのイメージ
売上と時間に余裕があり、技術研鑽に走りながら他業種の集まりにも時間をさける状態にする。
週２日は完全ＯＦＦにし、美術館や読書の時間に使えている。気持ちは焦りがない状態にする。

### 診療方針
ホワイトニングや矯正を中心とした審美治療で、来院された患者さん一人ひとりに「まるで歯医者にいった気持ちではない」と概念を変えていただけるような歯科医院にする。保険点数が 50 万点を上限とし、自費もリラックスして受診いただけることをスタッフ全員で心がける。金属の詰め物はゼロを目指す。

### 診療内容
自費クリーニング、ホワイトニング、矯正、自費補綴、インプラント、他処置の一般診療

### 場所と空間のイメージ
患者を待合室に立って待たせることなく、クラシックが似合う木の香りがするような上質な空間。歯にトラブルがあって行くところというより、美容室のようなキレイになりたくて行くような歯科医院にしたい。

↓

### 達成できたとき、患者さんからどんなふうに思われたいか
### 「◯◯クリニック以外には行けない」

**理想クライアント１**　治療のことも熱心に聞いてくれる
**理想クライアント２**　「保険でいいです」とは言わない患者
**理想クライアント３**　他の患者さんを紹介してくれる

↓

### テーマ：自分の医院ができることで得られるメリット

#### 自分
- やりたい経営ができてストレスフリー
- お金を自由にコントロールできる
- 経営者としてレベルアップできる

#### スタッフ
- セミナーなどの教育費に投資するので、自己研鑽することができる
- 技術練習の時間を設け、産後も働ける環境を整えるので復帰可能

#### 患者
- 歯医者が嫌なところでなくなる
- 口腔内の環境改善で仕事も順調になる
- エステにいくような感覚の歯科医院に通える

#### 地域
- 保育園との連携で子どもの歯医者嫌いをなくす取組みを実施する
- 外国人スタッフの受け入れにより、外国人もスムーズに治療を受けられる機関となる

入の状態）

・患者さんからどんなふうに思われたいか

・４観点のメリット（起業することで自分・スタッフ・患者・地域にどんなメリットがあるのか）

といった内容が、基本的なメニューです。

目指すビジョンの内容や、目標とする売上規模によって、作成するビジョンシートの情報量や求められる具体性は変化します。

どのように変化するかというと、１年目のビジョンのゴールが「開業１年以内に一億円売上を上げること」であれば、開業１年以内という条件から、早期に新患数の確保と患者のリピートが必要であるということがわかります。ということは、“カネ”の資源を使い、広告宣伝に注力する重要性や、立地条件の選定力と地代家賃の確保が求められます。

そして、保険診療をメインとするスタイルなら、早期の段階で、１日65人（レセ単価1200点の場合）以上の来院数を確保しなければ１年以内の達成は見込めないでしょう。自費診療をメインのスタイルにしても、インプラントで大型のケースが見込めないのであれば、単独歯40万円前後が相場ですし、メンテナンスを中心に診療を展開するのであれば、DHスタッフが独立して何台ユニットを使い、SPTで何人診ればよいのか…という具合に、その後の計画を、数値目標を踏まえて（KPI）、精緻に検討していくことがポイントになります。

ですが、まずは数値目標よりも、ビジョンを創造することが一歩目です。

この一歩目は大変大きく、「開業＝クリニックの開設」という観点で開業しようとしている先生にとっては、本来通ることのない道で、作成が難しいため、ある意味で経営者になる“最初の宿題”であり、“第一関門”ともいえます。

このビジョンシートを使い、一覧にまとめてみることで、自分の心の中で埋もれていた思いを吐き出して“見える化”でき、ビジョンを達成するには、どのような優先順位で行動を選択すればよいのか、考えを整理することにつながりますので、是非、“最初の宿題”にお取り組みください。

また、このシートの中で、特にキーポイントになるのが、「４観点のメリット」です。

この観点では、「自分」「スタッフ」「患者」「地域」の４つの視点で、自分のクリニックの存在が、それぞれにとって、どんなメリットをもたらすのかを言語化していきます。

はじめにビジョンを考えるときは、「自分はこうしたい」で構わないのですが、そのまま開業に突き進むと、どうしても経営を私物化してしまい、独りよがりになりがちです。自分が開業することで、スタッフ、患者、地域にいったいどんなメリットをもたらすことができるのかを並行して考えることは、経営を継続していく上で、大変重要な作業です。

究極、自分が開業しても、患者や地域に住まう人たちにメリットがもたらされないのであれば、ストレートに言えば、選ばれる理由がないということに直結してしまいます。結果として、患者さんの来院理由が「近くにクリニックができたから」という利便性だけだと、後から開業してきた近隣のクリニックに、流れてしまうことでしょう。

裏を返せば、開業当初は「近くにクリニックができたから」という理由で新患が訪れる“一見さん患者”が少なくありません。その一見患者が来院したときに、「他の医院と一緒」と思われることを極力減らして“ファン化”し、定着するためにも、開業の計画段階で皆にとって価値のあるビジョンの創出と、それに沿ったスタッフ教育が早期に軌道に乗るポイントともいえるでしょう。

このように、多角的な観点でビジョンのメリットを考えることで、自院の存在価値がはっきり定義できます。そして、患者さんにも、スタッフにも、明確な経営方針を打ち出すことができるようになり、組織に理念が定着してくるのです。すると、繰り返しますが、医院のブランディングや患者さんのファン化が進み、経営を軌道に乗せやすくなるのです。

□ビジョンはマネジメントフレームの源泉である
□経営は自分の「やりたい」が源泉で良いので、並行して“４観点のメリット”を言語化する

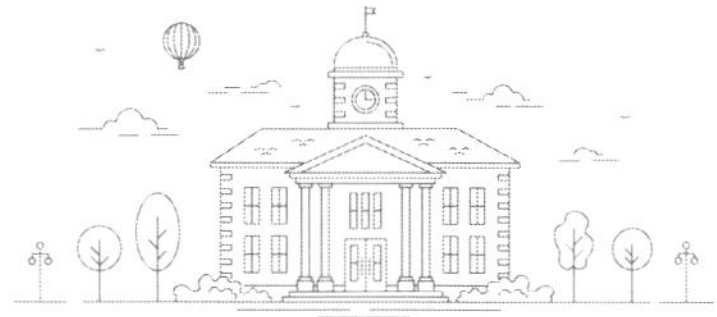

# PEST 分析／ SWOT 分析

## ◎ PEST 分析

ビジョンの創出が進んできたら、その設定したゴールを実現するために、マネジメントフレームに沿って、経営を取り巻く周辺の環境（PEST 分析）と、自院の強み・弱み（SWOT 分析）を客観的に分析します。

PEST 分析は、一言でいえば「自身の業界に紐づく環境の分析」のことです。この分析手法は、マーケティングの父と呼ばれるフィリップ・コトラーが提唱した手法で、経営を行うにあたり自社を取り巻くマクロな環境を、P（Politics: 政治的要因）、E（Economy: 経済的要因）、S（Society: 社会的要因）、T（Technology: 技術的要因）の４観点で分析することです。

この環境要因の分析の位置付けは、歯科治療でいうところの“診査診断”と同様です。環境分析を行わないで経営することは、インプラント治療や矯正治療で、レントゲンを撮らず、いきなり治療に入ることに例えられるほど、経営にとっても、環境要因の分析は欠かせないポイントです。

ここで気を付けていただきたいポイントは、目に入ってくる情報を都合よく解釈してしまい、誤った PEST 分析を行うと、後に経営に悪影響を

PEST 分析とは

| | |
|---|---|
| P（Politics：政治的要因）<br>政治動向、税制、法改正、など。<br>市場競争の前提となる「市場競争のルール」そのものを変化させる可能性がある | E（Economy：経済的要因）<br>景気動向、原油価格、株価、物価の動向、消費動向など。売上やコストなどの利益に直結する「価値連鎖」に影響を与える |
| S（Society：社会的要因）<br>人口動態、ライフスタイルの変化、流行の変化、社会的事象、社会インフラの変化など。生活者の需要構造に影響を与える | T（Technology：技術的要因）<br>イノベーション、IT 技術の進化、特許の動向、設計技術、生産技術など |

及ぼす可能性が高まるということです。

また、この PEST 分析は、ビジョンに紐づいた情報でないと有効性が低いので、まずは、オンライン診療の動向や、地域包括ケアシステム（団塊の世代が 75 歳以上となる 2025 年を目途に、高齢者が住み慣れた地域で自分らしい暮らしを人生の最後まで続けることができるよう、「住まい」「医療」「介護」「予防」「生活支援」が切れ目なく一体的に提供される体制のこと）といったクリニック経営に直結すると思われる関連性の高い情報から収集すると有効でしょう。本章の冒頭で紹介した日本の人口数やカリエスの指数なども、PEST 分析の中に含まれます。

## ◎ SWOT 分析

SWOT 分析は、経営の方向性と改善策を洗い出せるフレームワークです。クリニック経営以外でも、大変多く活用されています。これまで、なんらかのマネジメントの書籍を読まれた方にとってはPEST分析よりも、馴染みのある言葉かもしれません。

PEST分析やSWOT分析のような、物事を普遍的な観点で分類するフレームワークを用いることで、考えを言語化・視覚化し整理しやすく、ご自身を客観的に把握することができます。いってみれば、「経営の骨子」も、経営を客観的に見ることができるフレームワークの1つです。

さて、SWOT分析の使い方をお伝えしてまいります。

SWOT分析は、S（Strength: 強み）、W（Weakness：弱み）O（Opportunity:機会・環境）、T（Threat：脅威・障害）の頭文字をとったものであり、取り巻く外部環境と、自身の内部環境を組み合わせて考え、客観的に戦略を検討できるフレームワークです。

SWOT分析は、いうなれば、孫子の「彼を知り己を知れば百戦して殆うからず」を現代版のフレームワークにしたものといえます。

クリニックの開業では、開業地（土地・テナント）の選定も、このSWOT分析のフェーズからはじまります。

例えば弱み（W）が、「スタッフの採用が不安」「集患対策がわからない」であった場合、それを補うためには機会（O）に「多くの路線が乗り入れた駅近のテナント」「大型のショッピングモール」などを盛り込むことで、認知性の向上と通いやすさ（S）に変換することができます。

一方、強みと弱みは紙一重で、大型のショッピングモールは地代家賃が高い（W）という新たな弱みが発生します。ここに、経営者自身の内部環境の弱み（W）に、「高い地代家賃を支払い続ける恐怖が強い」が存在する場合、ショッピングモールでの開業は、選択肢から外したほうが無難と

**SWOT 分析とは**

| | | |
|---|---|---|
| 内部環境 | **強み（Strengh）**<br>自院の診療・サービスや自身の営業体制で強みとなる要素は？<br>それをどう活かす？ | **弱み（Weakness）**<br>自院の診療・サービスや自身の営業体制で弱みとなる要素は？<br>それをどうプラスに転じさせる？ |
| 外部環境 | **機会・環境（Opportunity）**<br>ライバル医院や市場環境で自院の有利になる要素は？<br>それをどう活かす？ | **脅威・障害（Threat）**<br>ライバル医院や市場環境で自院の不利になる要素は？<br>それをプラスにどう転じさせる？ |

いうことになります。

私はそのような場合、１つの選択肢として、駅から遠くても交通量の多い交差点付近にて土地を購入し、視認性の向上を狙った看板施策と、通常より早い段階で開業前から地域に告知を行い、認知性を高める方法を１つの選択肢として提案します。

この方法で、開業前から衛生士スタッフの５名以上の採用を成功し、開業初月から200万円以上の黒字スタートを支援させていただいた実例もあります。

このように、SWOTを考慮するだけでも開業準備にとって大きな前進であり、弱みが知識量の不足であれば、PEST分析に戻って、学びを継続するということも、開業初月から黒字化する結果につなげるためにも、大変重要なポイントです。

それでは、クリニック経営において、どんなSWOT分析が有効なのか、本書では、自分で挙げにくい“強み・弱み”の一部をチェックボックスにご用意いたしましたので、トライしてください。

**◇経営の強み　S**

**□人に任せ、頼ることができる**

**□カネを使うことに極度の恐怖心がない（絶対損したくないと思わない）**

**□自身の弱みを知っており、補う工夫をしている**

**□労働意欲が高い**

**□ヒトから指摘されることも“ウェルカム”**

**□知らないことのほうが多いことを知っている**

**□計画が好き**

**□イライラをヒトにぶつけない**

などが挙げられます。

他にも、自身で思う強みがあれば、書き出すことも良いでしょう。

これらの強みにどういった意味があるのか解説します。

**・人に任せ、頼ることができる**

自分で、何でもやってやろうという気概は大変重要なのですが、クリニック経営を１人で存続することはできません。任せることでヒトが育つのと同時に、自身の時間も創出できるので、他に重要なことに時間をかけることができます。ポイントになるのは、「何を、なぜ任せるのか」です。その設定を行うことで、任せた相手と目的を共有することができ、結果のフィードバックもできるようになります。また、任せることと“放任”、そして"丸投げ"には大きな違いがありますので、気を付けてください。

**・カネを使うことに極度の恐怖心がない（絶対損したくないと思わない）**

カネの資源を使えるということを意味しています。

さらによいのは、意図した上で投資することができるようになると、より強みに厚みが増します。絶対に損したくないという考えは、投資ができないことを意味しており、常にお金を使うことを正誤の観点でみてしまうので、経営する中で常時、カネのストレスを抱えることになります。

**・自身の弱みを知っており、補う工夫をしている**

自身の弱点を知っているということは、経営でもプライベートでも、圧倒的な強みです。

先の孫子の「彼を知り己を知れば百戦して殆うからず」の言葉のように、**「己を知る」ことが経営においても、絶対的に先です。**弱みは、誰しもあって当然です。それを強みに変換できるのは、その弱みを自覚することからです（自己受容）。自覚できることではじめて、補うという行動に移ることができます。

**・労働意欲が高い**

経営は、やりたいことが源泉であるとお伝えしたように、やりたいことであればあるほどエネルギーが湧いてきます。好きでやることほど、時間を忘れてしまうほどに疲れ知らずで、売上という意味でも他者の追随を寄せ付けません。診療時間という枠以外でも、自然と経営のヒントになることがないか考えることができ、他業種からも何かを得ようとする新たな視点が生まれ、今まで気づかなかったアイデアに出会うこともできます。

**・ヒトから指摘されることも“ウェルカム”**

改善点がある前提で日々を過ごせているので、指摘されることが当たり前というマインドです。指摘に対しウェルカムのスタンスだと、成長も早く、日々のストレスも軽減されます。

**・知らないことのほうが多いことを知っている**

ソクラテスの「無知の知」はあまりにも有名ですが、世の中は知らないことだらけであると知っていることは、経営においても強みの１つです。自分が何でも知っていると思ってしまった途端に、ヒトは成長が止まります。クリニック経営では、日頃、「先生」と呼ばれる立場のため、知らないことがあっても聞きにくい環境であることは否めませんが、知らないことはどんどん聞くというスタンスのほうが、クリニックに質問しやすい風土が根付きやすくなります。

**・計画が好き**

１人で経営する分にはさほど重要視されませんが、クリニック経営では、先が見えないとスタッフは「私たちどこを目指しているんだろう」と不安になります。

計画することが苦手という“弱み”が自覚できているのであれば、なんらかの補う工夫に着手することで強みに変換することができます。

**・イライラをヒトにぶつけない**

スタッフは院長の鏡というように、感情をコントロールできる姿はスタッフたちにも伝承されます。TOPの機嫌を伺う組織になった途端、スタッフの目線は顧客から院長（内部）に向けられ、組織は萎縮します。経営方針が“患者さんのために”であれば、結果として方針に逆行してしまうので、感情のコントロールができる点も経営にとっての強みといえるでしょう。

それでは次に、経営の弱みWを見ていきましょう。

**◇経営の弱み　W**

□借金は“悪”と思っており、することに極度の恐怖がある

□ヒトを見下してしまうことが多い

□自分を特別な人間だと思っている

□カッとなりやすい

□コンプライアンスを遵守しない

□配偶者が経営に関与している

などが、弱みに含まれます。それぞれ見ていきましょう。

**・借金は“悪”と思っており、することに極度の恐怖がある**

この借金が悪という考え方は、本人が持っているというよりご両親（特に母親のケースが多い）の考えである場合がほとんどです。親の気持ちとしても、子が経営のためとはいえ借金をするとなれば心配なことは致し方

ないでしょう。

この恐怖は、カネの使い方の知識が備わることで和らぐことが多いです。残念ながら、極度の不安を完全に払拭できるとは言いませんが、経営はビジネスであり、ビジネスは“カネを何かに換えてカネを増やす”ことですので、カネの原資は、なくてはなりません。

不安が大きい時期にやってしまいがちな借入のタブーは、借金の額を減らすことです。もっと具体的に言えば、運転資金をセーブし、借入の時点で減らしまうことです。開業時点では、逆に運転資金は増やしてでも借りておくことがセオリーです。もし余ったらいつでも返すことができますから、不安を減らすためにも、なるべく少なく借りるのではなく、手元に多く残すという知識も経営者に不可欠な知識の１つです（カネの詳細は３章にて）。

これは持論ですが、いくら不労所得を得たいからといって、不動産投資や先物取引などにエネルギーを注ぐことは、経営にとって“マイナス”です。それは、ビジョンに沿った“本業”ではないからです。経営は自由であり、正誤は存在しないにしても、自分がやりたくてやっているはずの経営に一生懸命になれない経営者に、残念ながらヒトはついていきません。もし、不動産投資などに興味がある先生は、経営に影響がない趣味の範囲で行っていただければと思います。

**・ヒトを見下してしまうことが多い**

内面的なことなので、なかなか自覚しにくいポイントなのですが、自身が見下しているかもしれないと気づくためのバロメーターとして、スタッフが後輩に偉そうな態度をとっていたら、もしかしたら自分もそうかもしれないと思ったほうが良いでしょう。スタッフは院長の鏡だからです。

見下していると、つい「どうしてこんなこともわからないんだ」と気持ちと表情に表れやすくなります。すると、相手は「見下されている」と感じ、なるべく院長と話したくないと無意識に思うようになり、避けられ、コミュニケーションに壁ができてしまいます。

**・自分を特別な人間だと思っている**

自分は特別だと思ってしまうと、ヒトから頼られないことに不満とストレスを抱えてしまいます。これを、自己重要感が強い状態といい、いつでも自分が中心でないと気が済みません。これまで先生方と面談した経験上ですが、自己重要感が高い方ほど自己防衛感も比例して強く、先程の強みＳで触れた「指摘ウェルカム」とはまったく反対のため、「自分が正しいロード」を歩むことになります。この状態で指摘されると根に持つ方も多いため、どこに地雷があるのかわからない、恐る恐るのコミュニケーションになりやすく、周囲と良好な人間関係を築くことが困難になります。

**・カッとなりやすい**

経営を存続していく上で、感情をコントロールすることは時代背景からみても必須です。スタッフのミスを患者さんの前で怒る行為をしているのであれば、ここにチェックが付きます。スタッフだけでなく患者さんも嫌な気持ちになりますから、ミスを指摘する場合でも、ふと一息つけるのか、時代背景からも求められる振る舞いといえるでしょう。

**・コンプライアンスを遵守しない**

インターネットで簡単に情報収集と口コミの投稿ができる世の中になった背景もあり、コンプライアンス違反の内部告発が珍しくなくなりました。今までは当たり前の流れだったことも見直されている時代になっていますので、健全な経営を存続するためにも、スタッフたちとオペレーションの再確認が重要です。

**・配偶者が経営に関与している**

私がこの弱みＷの中で、最もリスクが高いと考えているのが、経営と配偶者の関係性です。院長が男性の場合、配偶者が職場の助手･歯科衛生士･歯科医師になることが多いのは、ご周知の通りです。大筋の流れは、配偶者となってからも共に働くことになるのですが、勤務するスタッフにとっては、いわば「ダブルブレイン（TOPが２人)」の状態で、どちらの話を聞いていいのかわからず、判断に迷います。

往々にして、女性スタッフが相談しやすいのは女性側なので、院長が男性の場合は､直接話をする機会が失われることにもつながり､コミュニケーションの機会の損失ともいえるでしょう。

配偶者と働くこと自体に問題があるというよりも、周囲が気を使うケースが非常に増えますから、もし一緒に働く場合でも、誰がTOPなのか明確にし、一方が引く振る舞いができると、Ｓに変換できるかもしれません。

ここまで、経営者の心構えとしてポイントになる内部の側面から強みＳと弱みＷをみてまいりました。残る機会・環境Ｏと脅威・障害Ｔは、ＳとＷよりも非常にシンプルに感じられるかと思います。

Oの機会・環境は

□親が土地を持っている

□クリニックを継承予定である

□麻酔科の先生が親友で近くにいる

□矯正治療の専門医が開業後、定期的に来てくれる

□開業予定地が地元で地理に詳しい

□貯蓄に余裕がある

などが挙げられます。

Tの脅威・障害は、

□開業予定エリアにターゲットの患者層が重なる競合医院がある

□他院が技術研鑽だけでなく経営にも特化し、ブランディング戦略も着手しはじめた

□自院よりスタッフ給与が３万円以上高いなど、高待遇な職場環境を提供している医院がある

□駅近テナントを押さえたが、その後快速が止まらなくなった（テレワーク化で電車の利用者数の減少）

など、経営に影響があると考えられ、対策が必要になりそうな項目を挙げていきます。

このSWOTを自分の環境で考慮し、それぞれを挙げた後、S×Oのように掛け合わせることで、SWOTシートは分析の機能を発揮します。

例えば、S：カネの恐怖がない　×　O：親のクリニックを継承予定であれば、継承するベースはありながらも、心機一転のリニューアルに投資できるため、継承後の視覚的なPRとしても患者サイドも目に見えて理解

### SWOT 分析にまとめる

**内部環境**

**強み（Strengh）**

□人に任せ、頼ることができる
□カネをつかうことに極度の恐怖心がない（絶対損したくないと思わない）
□自身の弱みを知っており、補う工夫をしている
□労働意欲が高い
□ヒトから指摘されることも“ウェルカム”
□知らないことの方が多いことを知っている
□計画が好き
□イライラをヒトにぶつけない

**弱み（Weakness）**

□借金は“悪”と思っており、することに極度の恐怖がある
□ヒトを見下してしまうことが多い
□自分を特別な人間だと思っている
□カッとなりやすい
□コンプライアンスを遵守しない
□配偶者が経営に関与している

**外部環境**

**機会・環境（Opportunity）**

□親が土地を持っている
□クリニックを継承予定である
□麻酔科の先生が親友で近くにいる
□矯正治療の専門医が開業後、定期的に来てくれる
□開業予定地が地元で地理に詳しい
□貯蓄に余裕がある

**脅威・障害（Threat）**

□開業予定エリアにターゲットの患者層が重なる競合医院がある
□他院が技術研鑽だけでなく経営にも特化し、ブランディング戦略も着手しはじめた
□自院よりスタッフ給与が３万円以上高いなど、高待遇な職場環境を提供している医院がある
□駅近テナントを押さえたが、その後快速が止まらなくなった（テレワーク化で電車の利用者数の減少）

できます。

逆に、W：カネの恐怖が強い　×　O：親のクリニックを継承予定であれば、そもそも「借入をするのが怖いから継承する」という観点に

なりがちで、親の医院に戻ったときに、親と共に年を重ねた患者さんを、歴史を感じる院内と医療設備で診療することになり、徐々に先細っていくことも考えなくてはなりません。

特にそれを切実に感じたのは、私が、ご年配の先生方が多いエリアで、開業をプロデュースした際のことです。

内覧会に訪れた患者さんに、ご来院の理由を伺ったところ、「かかりつけの先生がご年配で、いつまでやるのかわからないから」「建物も古いし、綺麗なところにいきたい」という理由が、大多数を占めていました。患者さんの日頃聞けない生の声を直接伺うと、「通っていても本音はそうなのか」とショックな反面、強みに変換できるチャンスと感じる機会でした。

ここまでのマネジメントフレームをまとめると、やりたいこと（ビジョン）を創出し、達成するためには世の中はどうなっているのか知り（PEST分析）、だったら自分はこういう強み・弱みがあるということを知る（SWOT分析）、という流れを共有してまいりました。

基本的には、このマネジメントフレームの上位３層の中に、経営の神髄がほぼ100％含まれており、この上位３層の“上流”によって、次のプロジェクトプランをはじめとした“下流”に多大なる影響がでます。プロジェクトプランがなかなか進まない、また、その先のスタッフとのコミュニケーションに課題が頻繁に発生するという場合は、この上流３層に立ち返ることが課題解決の本質です。

□強み・弱みを把握して武器にする

□上流３層に経営の神髄が詰まっている

## ◎プロジェクトプラン（事業戦略）をまとめる

銀行や公庫に借入を行う際には、「事業計画書」を必ず提出します。

事業計画書とは、「経営に欠かせない事業のチェックリスト」です。

事業計画書は、これからはじめる事業の実現可能性、採算性、安全性、成長性、そしてその具体的な進め方を、客観的に、明瞭にまとめた書類のことを指します。この計画書の中に、先５年間の売上の計画や費用の使い方を盛り込むので、経営する前の一番はじめの収支計画のタイミングに作成するものです。

事業計画では収支計画がメインになりがちですが、マネジメントフレームの上流３層を取り組んだ方にとっては、経営に欠かせない「ビジョン」「方針」「ターゲット」も盛り込めるようになっています。**これらを含んだ事業計画のことを、プロジェクトプランといいます。**

プロジェクトプランは、事業計画書の機能を包括しながらも、事業“計画”ではなく、「どのようにして成功を収めるのか」という“戦略”です。

この“戦略”がないと、開業準備の中で、特に“カネ”の資源を投資する感覚が身につかないので、５大の経営資源をコントロールする力が身につきません（カネの特性“他の資源を買う”感覚が身につかないので）。

一方、歯科業界では、事業の計画書を、経営する本人ではない税理士やディーラーが代理で作る風習が存在します。開業初期の先生から「実は開業するときに事業計画作ってないんだよね」と聞くことも珍しくありません。他業種の起業する方々に伺っても、事業の計画をせずに事業をスタートすることは本来、あり得ません。

実際、過去に借入をした他者の“計画書”を引用すれば、イチから計画書を作る必要がなく手間は省けるのですが、事業を計画することは成功への航路であり、戦略です。プロジェクトプランなくして、開業後の成功には、たどり着けません。

「勤務先の院長も事業計画作ってなかったから」「ディーラーさんが出してくれる」という考えは、今後、**非常にリスキーで、経営の存続に影響がでる**ので、この時点で改めていただくことを強く推奨します。

プロジェクトプランで、ビジョンから導き出されたPEST分析とSWOT分析をもとに（上流３層）戦略をまとめ、そこから保険診療をメインにして自費診療を今後どれぐらい、どのように増やしていくのか、など行動計画を作っていきます。ここで挙げられる保険診療や自費診療のインプラントや矯正などの、売上の起点のことをSBU（ストラテジー・ビジネス・ユニット）といいます。

SBUという概念を持てると、審美補綴、インプラント治療などの自費治療ごとに売上計画や目標が立てられ、どこに強化するポイントがあるのか具体的な対策が立案できます。

実践の考え方は、保険SBUは月50万点で目標にいっているが、矯正SBUが未達である。その理由は、保険SBU側が治療メインになっており訴求できていないことや、そもそも新規で矯正希望の患者さんを集患するマーケティングに“時間”と“カネ”をかけられていない……など、改善点と次の行動も見えてきます。

この、計画から実践に移り、実践を評価し、改善を繰り返しブラッシュアップすることを、PDCAサイクルといいます。

P（Plan）は計画、D（Do）は実行、C（Check）は確認･改善、A（Action）

は実践です。

PDCA サイクルは計画（P）からはじまります。計画の源泉は、目的（ビジョンなど）や目標です。

マネジメントフレームの理解を深めていけると上流から下流に流れるイメージがつくので、「そもそも計画（P）は、目的や目標が定まっていないと効果が薄そうだな」と気づくことができ、「まずは目的と目標を見直したほうがいいな」とプラスのサイクルを生み出すことができます。

医療機器の導入、内覧会など様々なシーンでPDCA サイクルは活用できます。

数値でも目標を定めて、導入や実践することで、最新のレーザーやホワイトニングの照射機を買ってみたはいいものの、使ったのは３回ぐらいでその後はホコリが被っている……ような「クリニックあるある」を避けることができます。

ふとお気づきの方もいるかもしれませんが、計画ができない方の中には、実は計画が苦手なのではなく、そもそもたどり着きたい場所が描けていない場合も往々にしてあります。断片的なテクニックに走ると、「PDCA サイクルが大事なのか」と、ついやってみたくなるのですが、漢字で「画まで計る」と書いて「計画」です。

そもそも画がイメージできないと、たどり着くまでを計ることはできませんから、テクニックの前に、まずは、欲しい画（ビジョン）を描いてみましょう。

**□プロジェクトプランは開業前に必須**

### ◎マネジメントフレームの源泉

さて、第1章では、マネジメントフレームを用いて、開業のはじまり（ビジョン）を起点として、経営の概念を中心に、クリニック経営の流れを解説してまいりました。

ここまでで押さえていただきたいのは、

・開業は、起業と同意義であり、経営のはじまりである。
・経営は、やりたいことに対して経営資源の配分を適切に行うことである。
・経営資源は、ヒト・モノ・カネ・情報・時間の５つである。
・この経営資源の戦略を練ることがプロジェクトプランであり、開業前から必須。
・プロジェクトプランに沿って経営を進め、経過はPDCAサイクルで定期的に見直す。

ということです。

重要なので繰り返しますが、経営の起点は、やりたいことです。

「時期がきたから」がきっかけでも構いませんが、「自分はこういうクリニック経営がしたい」「生活がしたい」と考えをブラッシュアップし、開業までに準備できることが、経営を成功に導くあなただけの“最高の羅針盤”となります。

それでは、次の第２章で、ビジョンを達成する精度を上げるための、環境分析を詳しく行ってまいります。

*Entrepreneur Spirit*

# 第2章
# 歯科医院の売上戦略

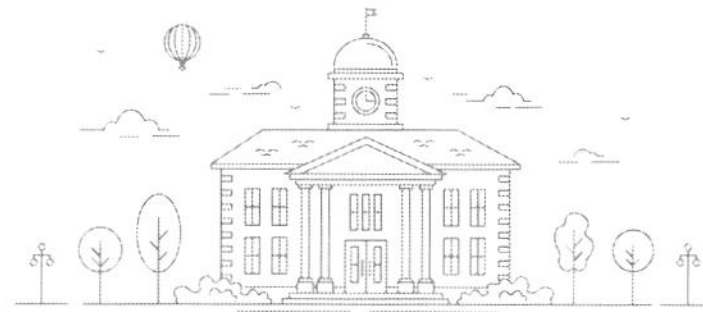

# 歯科医院の売上の構造＋α “起業家精神”

## ◎歯科医院の売上の中心となる「保険診療」と「自費診療」

第２章では、歯科医院経営における売上構造の理解と、自由な経営を実現するため PEST 分析を交えながら、経営の知識を深めてまいります。

まずは、売上構造について詳しく解説してまいります。

釈迦に説法ですが、一般的に歯科医院経営において、売上の中心となるのは、保険診療と自費診療の２つがメインです。医療機関にとっては当たり前に存在しているこの保険診療という制度ですが、見方を変えると、患者さんにとって、**保険診療は“７割引のメニュー**”です。割引のない“自費”の一般ビジネス社会から見ると、保険診療は非常に特殊な存在です。

そのため、クリニックの経営で、売上を上げるという側面でも、保険診療の位置付けについて理解を深める必要があります。

ここで、保険診療について簡単に説明すると、この制度は、1961 年に施行された「国民皆保険制度」にはじまります。健康保険に加入しているすべての患者は、どの医療機関であっても同じ内容の診療を、同じ金額で受けることができる仕組みのことで、この制度によって、国民すべてに平等な医療が行き届くようになりました。

医療行為として行われる技術やサービスには細かく値段が設定されており、それらの合計額が医療費であり、患者は、その医療費の全額ではなく、一部だけを支払えば受診できるようになっています。

## ◎メニューと価格が決まっている保険診療

経営という観点で、この保険制度の特殊性がどこにあるのかというと、まず１点目は、患者の負担額は医療費の一部である、ということです。2020年６月現在、０歳から義務教育就学前（６歳）までは２割負担、義務教育就学後から70歳までは３割負担、70から75歳までは２割負担（現役並み所得者は３割）、75歳以上は１割負担（現役並み所得者は３割）となっています。

言ってみれば、保険診療を受診する患者側は、最初から７割引以上のメニューを提示されているようなものなので、繰り返しますが、一般ビジネスとは異色の条件であることの理解は必要です。

２点目は、保険診療であれば、基本的にどの医療機関であっても同じ内容を同じ金額で提供している点です（施設基準による違いを除く）。

医療機関以外の、飲食店やＩＴサービスなどの企業が開業する場合、サービスの内容や販売金額、利益率などを鑑みながら、独自にメニューを考え、開業することができます。一方、医療機関の場合、保険診療については、はじめから治療（メニュー）の内容だけでなく、金額も既に決まっています。

つまり、開業する際にコースやメニュー、価格を決める経験を、保険診療を主体とするクリニック経営の場合は経験しないため、自費の金額設定で「いくらにしたらいいんだろう」と難航するケースが非常に多いのです。

この環境をセブン-イレブンのようなフランチャイズチェーンに例えるなら、国がフランチャイズの本部（親）で、クリニックはその加盟店（子）のような位置付けと酷似しています。保険診療を主体にするということは、本部（国）が決めたメニュー、金額に従って売上を構築することを意味するので、仕入れる材料の価格や保険改正の内容によって売上利益が変化し、経営の方針までもが、左右されることになります（今後の法律の改正で、歯科衛生士が独立できるような＜医師の指導がなくても＞改変がなされた場合、衛生士が自ら仲間たちと開業することも十分にあり得ますから、環境は激変するでしょう）。

また、開業前から保険診療の位置付けを理解しないまま経営をはじめると、結果として戦略面、特に自費診療にシフトする場合などの“マーケティング”と“ブランディング”において、非常に難航する結果となります。

その難航する代表的な理由は、

**①患者に保険診療が定着すること**

**②スタッフに保険診療が定着すること**

**③マーケティングとブランディングの知識と価値観が、経営者に身につかないこと**

の3つです。

### ①患者に保険診療が定着すること

患者さんからすると、これまで医院側から「保険診療でもできます」と言われており、かつ窓口会計が7割引の状態から、10割負担の自費にシフトするのは、支払いのハードルが一気に上がります。医院側からしても、患者さんに「あそこは自費を勧める医院」と言われることに、恐怖心が生まれるでしょう。

**②スタッフに保険診療が定着すること**

クリニックに保険診療が定着した後から、患者さんに自費診療を提案することに対して、スタッフのメンタルブロックが大きくなります。

「保険でも」と教育を受けてきて納得してきたでしょうから、「やっぱり自費で」と言われても、勧め方も自費の良さもわからない……というのが本音だと思います。

**③マーケティングとブランディングの知識と価値観が、経営者に身につかないこと**

これは、医療業界特有のものといってよいでしょう。

保険診療は窓口負担が少ない、かつ患者側は主訴があって来院するため、医院側が集患のための訴求活動を経験しないことが、保険診療に隠れた経営の“弊害”の１つです。これまでは医院側から呼ぶこと（営業・マーケティング）をしなくても、ある程度集患できてしまうことが多かったので、医療業界ではマーケティング戦略を軽視する傾向にあったことは否めません。

これら３つのような弊害が潜んでいるがゆえに、保険診療から自費診療にシフトする際に、思わぬ落とし穴が発生することになります。

開業当初は、とにかく集患したいことや、まずは今までやってきた診療をしようということで、考え方が「最初は保険診療で集患、診療して、経営が軌道に乗ったら、徐々に自費を増やしていこう」という方針になりがちです。しかし、保険から自費へのシフトは、同時に経営方針のシフトでもあるため、根本からプロジェクトプランの見直しをする必要があるほどのフェーズになります。

加えて、マーケティング思考が不十分なままでは、集患や訴求の方法がわからず、結果として、したい診療に舵を切ることができません。

本来したい診療へのシフトは、ターゲットとなる患者層も変わりますから、保険から自費へのシフトチェンジに想像以上に難航し、アプローチがわからないと、「このまま保険診療でいいかな…」という、現状維持の流れになるでしょう。

ここで私がお伝えしたいのは、保険診療の良し悪しではありません。クリニックを開業し、経営を20年、30年と続けていく中で、世の中の環境変化も重なり、経営方針を見直す時期は、必ずやってきます。その見直しの際に、「しまった」と思わないために、経営の側面で、保険診療がどんな立ち位置なのか、自分が今やっていることはどんな効果があるのか、考慮に加えていただきたいということです。

また、集患するというマーケティングを切り口に話をすると、第1章で触れた4観点のメリットが、密接に関わってきます。自分、スタッフ、患者、地域、それぞれにとって自院はどういう存在でありたいのか。つまり「創りたい自院のブランド」、すなわち、ブランディングのフェーズです。

保険のクリーニングを例に挙げると、患者さんが「歯石がついてきたから、保険でクリーニングしてくれる○○医院に行こう」というイメージを持っているのであれば、医院側の意図にかかわらず、そのようなブランディングがなされているということになります。

そのブランドイメージから、保険のルールが変わったからといって、急に自費のクリーニングを勧めしようとしても、なかなかシフトするのは困難なことだと私は思います。

ここまで、経営における保険診療の影響を解説してまいりました。

では、実際に、この保険診療の特性を活かし、自費診療（したい診療）をどう経営に位置付ければよいのか、説明してまいります。

□「保険診療」制度は、医療業界の特殊な制度である
□保険診療による恩恵もあるが、弊害もある

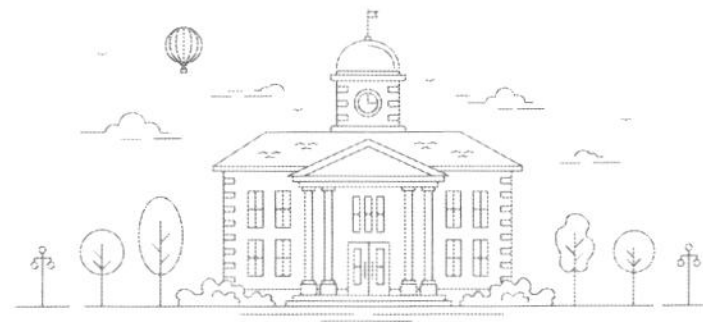

# フロントエンドとバックエンド

## ◎入り口の“フロントエンド”、ゴールの“バックエンド”

保険診療･自費診療の経営の位置付けを知るためには､「フロントエンド」と「バックエンド」というマーケティング用語を知る必要があります。

フロントエンド商品とは、セブン - イレブンでいう「100円コーヒー」、マクドナルドでいう「100円マック」、またドラッグストアの「卵1パック78円」のような低価格の商品で、集客を促進させることが目的のメニューです。集客を目的としているので、この商品自体の利幅はほとんどなく、場合によっては赤字の時もあります。

バックエンド商品とは、フロントエンド商品につられ、つい買ってしまうような商品や、マクドナルドでは「セットメニュー」のような、利幅を増やす商品のことを言います。通常、このバックエンド商品で客単価を上げるように設計されています。

歯科医院でいえば、保険診療がフロントエンド、自費診療がバックエンドです。

フロントエンドは利益確保を目的としていないことがほとんどなので、

**フロントエンド（保険）とバックエンド（自費）の設計をする**

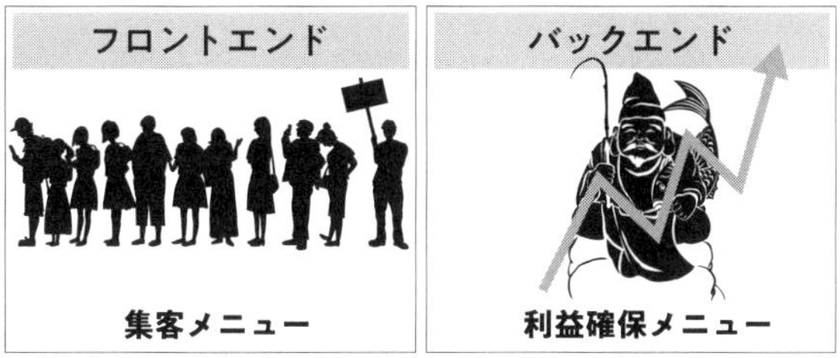


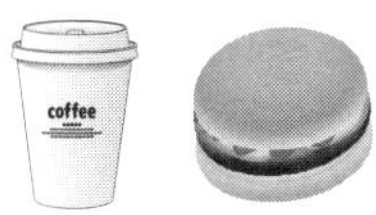


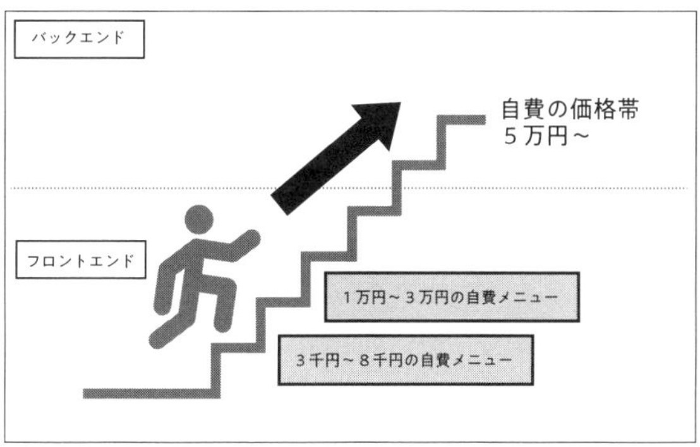


集客メニューのフロントエンドだけで勝負しようとすると、売上が上がったとしても利益は薄く、数をこなさなければなりません。

つまり、保険診療と自費診療を共存させていきたい方針であれば、「フロントエンドで集患し、バックエンドで利益確保をする」という設計が、クリニック経営においても重要なポイントになります。

一方、集客メニューには目もくれず、バックエンドメニューにダイレクトにくる患者もいることを忘れてはいけません。

### ◎「保険診療から」とは限らない

マーケティング戦略を学び、ブランディング施策を実践することで、フロントエンドを無視して、いきなり「すべての患者さんに、自費診療のみ行う」を目指すことも可能です。

「絶対にいいと思ったものしか勧めないし、やらない」という方針と決意から、「１日２人の患者しか見ないが、カウンセリング料金で５万いただく。その代わり、その患者に最低２時間確保し、こちらからの提案と患者の要望に添った診療をする」という経営スタイルのクリニックも存在します。

こうして固められた医院の決意は、患者さんにも浸透し、ブランドを形成します。

もちろん、経済事情から保険診療を望まれる患者さんもいることは事実ですし、立地条件によってもニーズが変わりますが、これを読んで「自費で１日２人か、できたらいいな」と思われたかもしれません。第１章で述べたように、その「できたらいいな」がビジョンにつながっていくのです。

いったん「でも」を封印し、「できるか、できないか」ではなく、まずは『究極、何がやりたいのか』で描くことがビジョンの創出では大切です。

□保険診療がフロントエンド、自費診療がバックエンドの位置付け

□はじめから自費診療スタイルもありうる

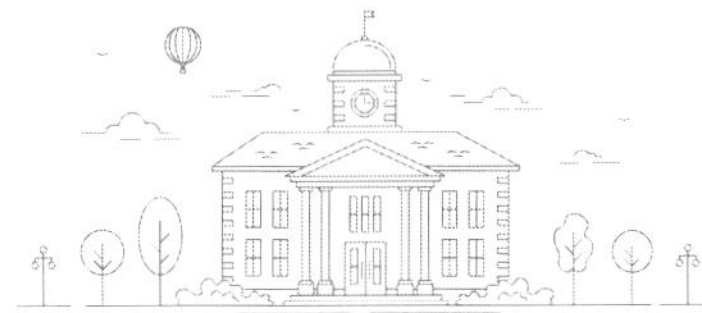

# 医経分離スタイルの勧め

## ◎経営の“陣”とは

私どもが開催するセミナーや、内覧会などの相談を個別にいただいた先生方に、開業して独立することの本音を伺うと、「正直、経営面はわからないから任せたい」「できれば診療に集中していたい」「スタッフ教育は任せたい」と大変多くのご要望をいただきます。

クリニックも規模の大小にかかわらず１つの事業体ですから、“院長”だからといって１人で運営していくことは困難を極めます。『情報過多、総人口減、働き方改革による柔軟な労働環境の変化』などの時代背景からも、日々刻刻と増す難易度からしても、当然のご意見だと思います。

事業は、身体のように様々な部位がそれぞれの役割を持って、１つの体を成しています。（「右腕が欲しい」であったり、「組織のブレイン（脳）」と身体の一部に例えられることが多いのは事業の形態が身体に似ているためです。）

次ページの図は、一般的な会社の組織図です。

一般的な会社の構成は、経営の大方針を決める社長以下役員（取締役）

一般的事業体の組織図

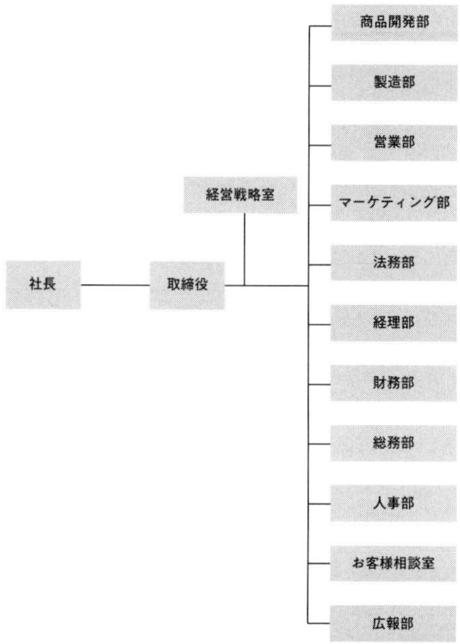


**規模の大小にかかわらず、
クリニック経営でも押さえる役割はこれほどある**

たち、販売する商品をつくる開発部と製造部、販売・拡販する営業部、Webサイトなどの媒体を用いて顧客への訴求を行うマーケティング部、法律問題を司る法務部、人事に携わる人事部、会社のお金関係を取り仕切る経理部、財務部、労働環境を管理する総務部……など、多数のセクションによって１つの“体”を成しています。

多くのクリニック経営では、これらを経営者が１人で補っています。

そのため、自らが“プレイヤー”として活躍することの多いクリニック経営において、ホームページなどの集患対策の施策や、スタッフの求人・

採用に“時間”を確保することの難易度の高さは、組織図を見ても明らかです。

いくらベテラン経営者の先生でも、事業体の機能をすべてこなすことは、それぞれの機能で使う“脳”も違いますから、まず１人ではできないと思ってよいでしょう。

とはいえ、開業の事前準備から経営に至るまで、スタッフにそれぞれの機能を担わせるにしても、膨大な情報と教育時間を要し、さらに育てた後でも、離職のリスクは覚悟しなければなりません。

では、どうすればよいのかというと、ヒトを“育てる”から“補う”に発想をシフトし、クリニック経営における事業体の機能を補充する方法があります。

つまり、先生方が行う治療の『医療の分野』と、経営資源の配分などのマネジメントやマーケティング戦略の『経営の分野』を分けて考え、それぞれ専門家に任せることが最短で事業体を成すルートです。この経営手法のことを『医経分離』システム、または『医経分離』スタイルといいます。

医経分離システムの導入によってもたらされる経営のメリットをご紹介します。

1．マネジメント・マーケティングの施策を、診療中でも別に動かせる
2．専門家を頼ることによって、はじめからプロのノウハウを導入できる
3．離職によってプロの機能を失うリスクがない
4．事業体としての機能を導入時点から網羅できる
5．経営者の経営不安が軽減され、歯科医師として診療に集中できる

ことが挙げられます。

他にも、集患対策におけるマーケティング戦略のフェーズで、豊富なWebデザインの経験値によるセンスの良さなどアーティスティックな感覚の即時導入もメリットに挙げられます。**プロの経験値をいきなり自分の経営パーティに加えられる**ことは、総合力を一気に引き上げることを意味しています。

つまりは、医経分離システムによって、歯科医療は先生が行い、マネジメントやマーケティングなど、専門外の分野でも経営上は不可欠なことを、プロに任せます。こうすることで、苦手な分野の敬遠や、死角を防ぐことができ、診療も経営も両方に向き合うことができるようになります。

ここでいう死角を防ぐとは、外部の視点を取り入れることで、自分自身では見つけられない問題点にも気づくことができ、判断の客観性を高められることです。

実際に、多くの企業や銀行なども、外部取締役を招聘し、経営の合理性と透明性を高めようとするケースが増え、ライオン歯科材料株式会社やヤフーなど、社外からの"副業採用"を実施した例もでてくるほど、多角的視点を経営に導入することの重要性は増しています。

現代は、もはや1人で何でも解決することが賞賛される時代ではなく、"適材適所"という言葉の重要性が深まり、『できないことをいかに任せることができるのか』が二極化する経営の分岐点となりつつあります。

それこそが、SWOT分析で行った「弱みを把握することが強みである」ことにつながり、組織力の向上と繁栄の速度に大きく影響します。

一方、医経分離システムを導入する際に誤解をしていただきたくないのですが、これは経営を丸投げできるという意味ではありません。正確にいうと、それはできません。

医経分離のイメージ

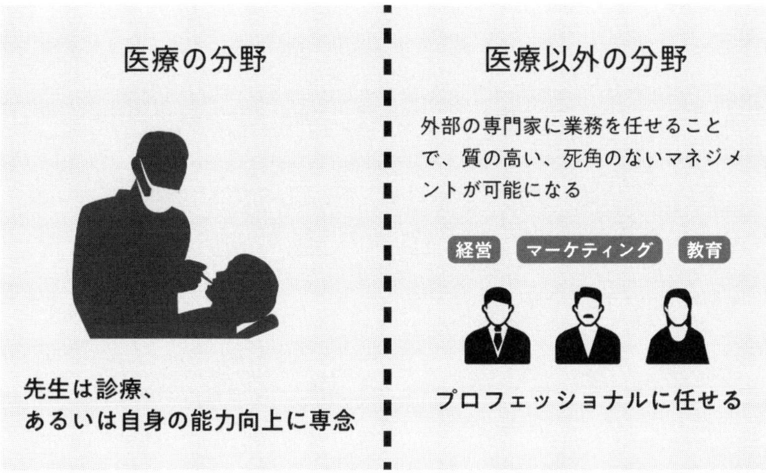
医療の分野
医療以外の分野
外部の専門家に業務を任せることで、質の高い、死角のないマネジメントが可能になる
経営
マーケティング
教育
先生は診療、
あるいは自身の能力向上に専念
プロフェッショナルに任せる

なぜなら、経営のはじまりは「経営者のやりたいこと（ビジョン）」が起点だからです。ビジョンを起点にしてプロジェクトに結集し、「では、どうすれば実現できるのか」と役割を分担しますから、経営の源泉、原動力となるビジョン創りは欠かせません。

□クリニックの経営者だからといって、医療と経営をすべて担う必要はない
□それぞれの得意分野・専門分野を結集し医経分離スタイルを実現する

## ◎医経分離システムの作り方

一般的事業体の組織図で紹介したように、経営には多くの役割が存在します。一般的な事業体をもとに、その役割を紹介しましたが、基本的には

次の３つを押さえていただくことで包括ができます。

1. マネジメント戦略部門（スタッフ教育・技術研鑽施策、事業達成戦略）
2. マーケティング戦略部門（採用募集・集患・ブランディング計画・Web デザイン等）
3. ファイナンシャル部門（福利厚生や給与体系などの職場環境、経営の資金管理・報告）

これら３本柱を押さえ、連携させることによって、医経分離システムは実現します。

最大のポイントは、それぞれを連携させることです。特に開業時期は、開業地探し、ホームページ制作、内覧会、採用施策など、施策ごとに業者がバラバラで毎度手数料も発生し、それぞれが別の業種業態で一貫性がないので、１つのクリニックを統一感のあるブランディングに仕上げることが困難でした。

手前みそですが、業界唯一、私たちはこれらの課題を解決し、マネジメント・マーケティング・ファイナンスのすべてを一手に担っている医経分離を実現する“プロ集団”です。相談を一手（ワンストップ）に受けられるため、各業者に発生する手数料なども最小限に抑えることができます(実際、借入の際に発生する、100 万円を超えることもある税理士への成功報酬を抑えることもできます)。

また、ワンストップでプロジェクトチームを結集できるため、統一感を持ってブランディングでき、その結果として、内覧会未実施でも開業前から 130 人の事前予約の獲得、初月から 200 万円の黒字化経営を達成するなど、開業前から“医経分離”の威力を発揮しています。

マーケティングとブランディングについては５章で紹介いたしますが、

準備段階から経営の機能を理解し、包括することで、クリニック開業はその時点から、圧倒的な差別化が実現できます。

また、開業期から想定以上に来院した場合、スタッフに負担がかかりすぎないよう、事前のオペレーションを含めたマネジメントは欠かせませんが、この対策も医経分離だからこそなせる業なのです。

- □医経分離スタイルを導入すると１人で何もかも背負わなくてよい
- □マネジメント・マーケティング・ファイナンシャルの経営３本柱を押さえる

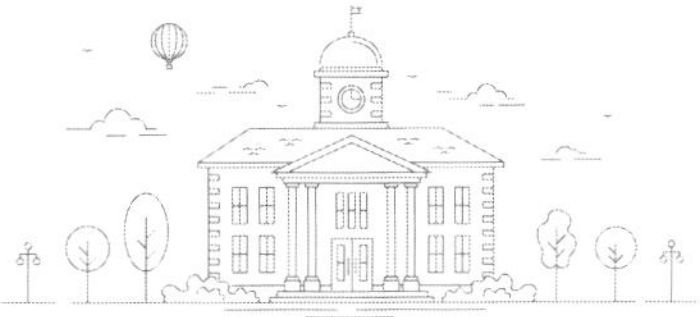

# どこで勝負するか？

## ◎競合のいないステージで勝負するブルーオーシャン戦略

ここで、クリニックの方針とポジショニングを決めるために、ブルーオーシャン戦略から“空域”への思考法をご紹介したいと思います。

まず、ブルーオーシャン戦略とは、「競合のひしめくステージで戦わず、競合のいないステージで、有利に戦う」という戦略の考え方です。

競合がひしめいている領域を「レッドオーシャン」といい、この領域では競合との過当競争に終止するあまり、提供する商品の単価は下がり、広告宣伝費の費用はかさみ、人材の取り合いが起こり、プレイヤー自身がお互いどんどん疲弊していく場所（市場）です。

一方の「ブルーオーシャン」は、目立った競争相手がおらず、誰にも荒らされていない青い海で、自分の思うような適正価格で勝負でき、ニーズを持つ顧客を余計な努力することなく集めることができるところです。人材も、欲しい人を獲得できます。

この戦略の考え方自体は近代的なものですが、手法は原始時代から存在していました。

マンモス狩りをして生活していた人々が、狩りをするヒトが増えて食べられなくなった（レッドオーシャン）ため、だったらマンモス狩りはやめて農業に精を出そう（ブルーオーシャン）、という考え方がまさにこの戦略です。

### ◎売上の構築方法は「診療」だけではない

ここで、ブルーオーシャン戦略について取り上げたのは、単に自費診療を中心に切り替えて、保険診療と別のところで経営しましょうという話ではありません。

極端な話、経営で売上を構築するには、なにも「診療」に束縛されなくてもいいのです（これは決して、不動産や株など金融商品への投資を勧めているわけではありません）。

この思考法は、もはやオーシャン（海）ではなくスカイ（空）であり、２次元から３次元に飛ぶ思考法です。

先の医経分離スタイルで医療に集中できることで、多くの症例を重ねて得意な診療に特化し、メーカーなどの外部講師として活躍することもありでしょうし、その実績をマーケティング面でも活用するために、ホームページやSNSで発信しても２次利用ができます。また、独自にセミナーを主宰してファンを獲得し、有益な情報を発信して利益を得る、という方法も考えられますし、セミナーで売上を構築することが目的ではなく、「勉強したい」と勤務を希望する生徒がでてくるかもしれません。方法論でいえば、直接的なセミナーではなく、映像の配信なども一計の価値があります。

また、「人前で話すのが苦手だが技術がある」状態であれば、地域貢献

ブルーオーシャンから、さらに空域へ

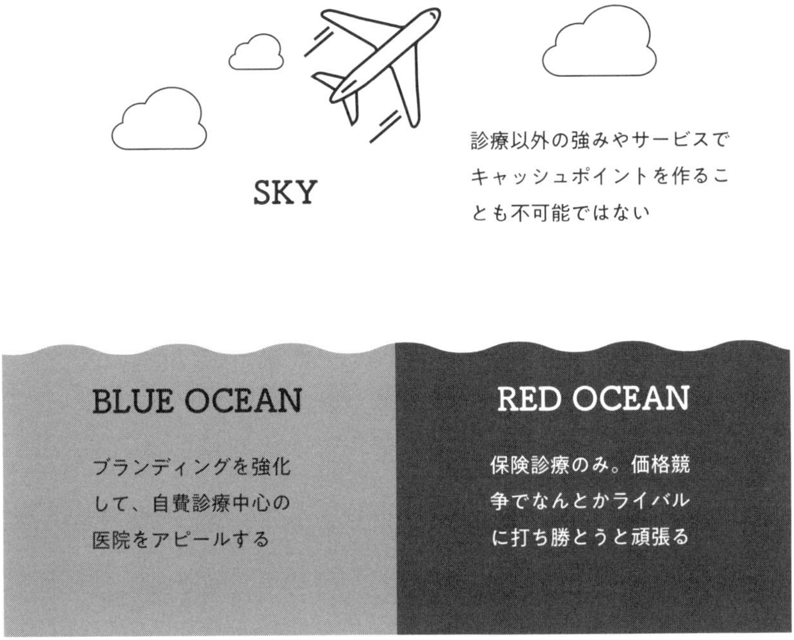
SKY
診療以外の強みやサービスでキャッシュポイントを作ることも不可能ではない
BLUE OCEAN
ブランディングを強化して、自費診療中心の医院をアピールする
RED OCEAN
保険診療のみ。価格競争でなんとかライバルに打ち勝とうと頑張る

という意味もこめて、他医院のオペを受け付けるなど、活躍の幅と経営の幅を同時に増やせると、経営者自身のやりがいにもつながるのではないでしょうか。

- □売上の構築方法は「診療」だけとは限らない
- □いっそのこと、業界を飛び出すことも経営の選択肢の1つ

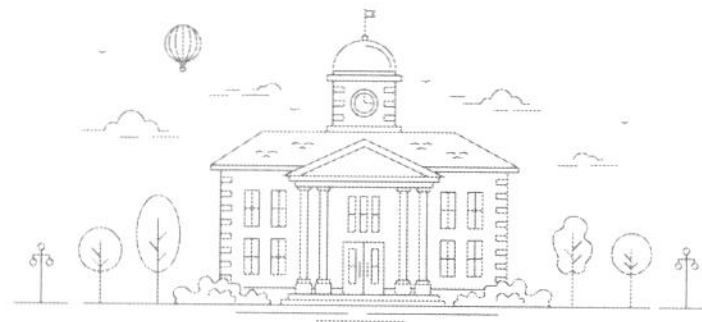

# 開業準備をうまくいかせるコツ

## ◎ネガティブ思考はマイナスではない

ここまで読んでくださった方は、少しずつ、開業の認識がクリニックの開設から、起業にシフトし、経営とは何かを掴みはじめていただけていると思います。

失敗したくて開業する人はだれ一人としていません。では、経営で成功するヒトたちに共通する要素は何なのかを１つピックアップしたいと思います。

それは、「悲観的戦略」という思考法です。

私どもが開催している歯科経営大学（開業前経営勉強会）にご参加いただいた勤務医の先生に、「開業で成功したいか・失敗をしないかのどちらかを選んでください」と尋ねたところ、10人中10人が成功したいと答えました。

成功したいという想いは当然だと思いますが、経営を成功に導くという意味で、失敗する時がどんな時なのかを、考えることも非常に大切です。私はむしろ、成功法より大事なのではないかと考えています。成功を描いている時に、失敗を同時に考えることは、あまり気持ちがいいものではないのですが、経営においての失敗、つまり負け筋を減らすことは成功に直接つながるので、無視はできません。

この「悲観」について、京セラ・第二電電（現 KDDI）の創業者として有名な稲盛和夫氏の言葉をご紹介します。

> 新しいことを成し遂げるには、まず「こうありたい」という夢と希望をもって、超楽観的に目標を設定することが何よりも大切です。
>
> 天は私たちに無限の可能性を与えているということを信じ、「必ずできる」と自らに言い聞かせ、自らを奮い立たせるのです。しかし、計画の段階では、「何としてもやり遂げなければならない」という強い意志をもって悲観的に構想を見つめなおし、起こりうるすべての問題を想定して対応策を慎重に考え尽くさなければなりません。
>
> そうして実行段階においては、「必ずできる」という自信を持って、楽観的に明るく堂々と実行していくのです。
>
> （稲盛和夫オフィシャルサイトより）
>
> https://www.kyocera.co.jp/inamori/philosophy/words36.html

つまり、ビジョンの設定段階では楽観的であっても、その計画段階では、「失敗しないためにはどうしたらよいのか」「これが失敗した時の次の手はどうするのか」「それもだめな場合はどうするのか」と、**2手、3手先の実行オプションをいくつも考え抜いておくことが大切**です。そのためには、マネジメント・マーケティング・ファイナンスの経営に必要なセクションを押さえ、総合的な判断ができる体制が欠かせません。

開業に向けて、すべてがはじめてのことで、心配しかないという方もいらっしゃると思いますが、ネガティブに考えられることは経営計画の側面で、決して悪いことではありません。「こういうときはどうしたらいい？」

「こんなことが起こったらどうしよう？」と、具体的な不安が思い浮かぶほうが、むしろ先に起こりうる問題点が明確になります。

計画には悲観的な思考を持ちながらも、ビジョンには楽観的になれることが、経営においてビジョン達成への近道といえるかもしれません。

□経営は楽観的に構想し、悲観的に計画し、楽観的に実行する

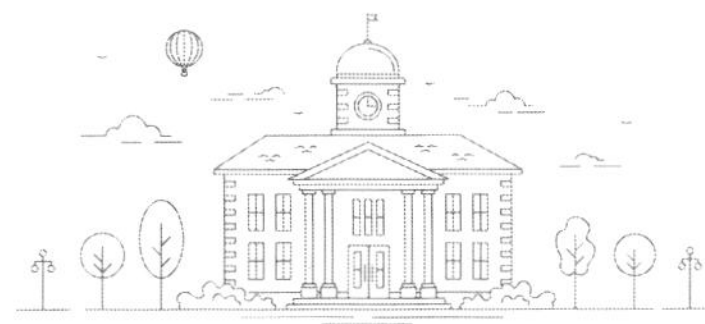

# 医院経営の「出口戦略」

## ◎３つの終わりを描いてはじめる開業

第２章の結びに、経営の終わりについてお伝えしてまいります。

開業するときに、終わりを描くのは、なかなか想像できるものではありません。しかし、「こんなふうに終えられたらいいな」と終わりを描くことで、経営計画の方向性も変わることを知っておきましょう。

また、多くの方は、クリニック経営の「終わり」と聞くと、「閉院」をイメージされると思いますが、医院経営の終わりは次のように「閉院」だけではありません。

**売……経営（医院とスタッフ）を第三者に売却することで、売価を得る**

**貸……経営（医院とスタッフ）を第三者に貸すことで、定期収入を得る**

**継……子や第三者に事業承継する**

※第三者は、医療法人の場合、引き継ぐ理事長は必ずしも歯科医師である必要はありません。

いかがでしょうか。

はたまた、時代によって経営をシェアするなど様々なスタイルは増えてくると思いますが、私は仲違いの時にトラブルになる可能性が非常に高い資金を出し合う“共同経営での開業”は推奨していません。

最終的に売却を考えるなら、決算書の資産に私的な車や家具家電が混在しているような状態では、買う側からして印象もよろしくないでしょう。また、医院を第三者に貸して賃料を得たいと考えるなら、「借りたいと思われる医院」をつくることも必要です。

事業承継であれば、それはご子息、ご息女かもしれませんし、はたまた第三者かもしれません。この事業継承については、承継に伴う税金など、準備期間においても非常に税理士の手腕が問われる部分でもあるので、事業承継や買収など（M&A）については別途、お問い合わせください。

ここでは、“売・貸・継”のいずれの場合でも、経営も終わりを描くことで資源配分が変わることを押さえていただければ十分です。

□終わりを描くことで経営資源の配分は変わる

## ◎経営の理解を深めることで自由な未来が描ける

経営に必要なセクションを“医経分離システム”の導入で押さえ、開業前に少し経営の出口をイメージしておくと、ビジョンがより見えやすくなります。

開業前は、経営知識が“0”でしたが、初月で黒字化を達成した先生は、「10年後に医院を売って、沖縄の離島に住む」と開業前から経営の出口を描き、先生は診療に集中し、私たちが経営に集中すると役割分担を一緒に決めて開業しました。

賃貸や売却のシナリオを構想しておくことは、引退後、不労所得で収益を得るなど、非常に自由度の高い設計が開業前段階で検討でき、いずれは考えなければならない、選択肢となります。

「はじめに」で、歯科医の先生方が経営を学ぶ視点に恵まれてこなかったということを述べたように、大学で「クリニック経営の基礎」を学ぶ機会はありません。勤務先で経営を学ぼうとしても勤める医院によって得られる知識の偏りが大きく、また、両親にアドバイスを求めても、時代背景が異なるので、難航するでしょう。

ですから、なおさら『歯科経営大学（経営勉強会）』の受講や『医経分離スタイル』の導入を推奨します。医療と経営をうまく分業しながら、着実に前に進むためのプラスの課題と向き合うサイクルを作り出せるからです。経営を実践する中で知識が備わり、クリニック経営で売上の基盤ができあがってきた時に、新たにやりたい大きなテーマが目の前に見えてくることがあります。

その時に、経営の知識が深まっていれば、クリニックの売上の基盤もあることですから、さらに自由な発想で、大胆かつスマートに実現する力がついているはずです。

では、いよいよ次章で、計画実現へのプロジェクトプランと、第４章で開業までの実践スケジュールを学んでいきましょう。

□医経分離スタイルで、経営の勉強に取り組もう

□経営の勉強をすることで、自由な発想で、夢を実現できるようになる！

Entrepreneur Spirit

# 第３章
# 実践へのアプローチ
# プロジェクトプランを作る

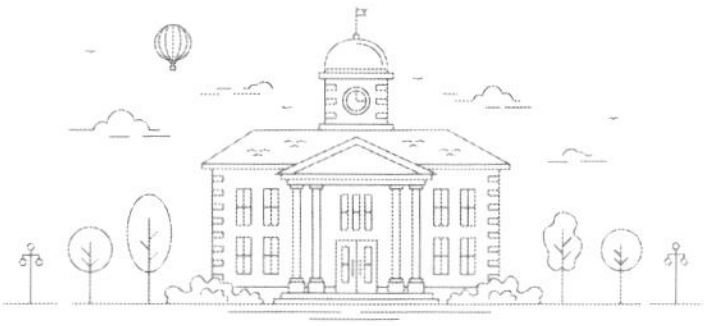

# プロジェクトプランとは

## ◎ビジョンを“経営プラン”として具体的な数値に落とし込む

いよいよ“実践編”として、第３章と第４章で、起業するための対外的な準備に入ってまいります。この２つの章は、マネジメントフレームでいうプロジェクトプラン（事業計画）のフェーズであり、特に３章のプロジェクトプランは、５大の経営資源の１つ“カネ”に該当します。理想とする経営を存続させていくために、大変重要なパートになりますから、こちらも開業前からしっかりと押さえましょう。

## ◎そもそもプロジェクトプランとは

プロジェクトプランを理解するために、改めて事業計画書のご説明をいたします。

事業計画書はその名の通り『事業の計画書』で、開業するために必要な建築内装費、医療機器購入費や広告宣伝費、運転資金や、開業後３～５年間の収支の計画が記載されます。

一方、プロジェクトプランは、開業したい目的（ビジョン）を起点として、5W2Hに落とし込み、その後で事業計画に落とし込んでいく流れです。
（5W2Hとは、いつWhen、誰がWho、どこでWhere、何をWhat、なぜWhy、どのようにHow、いくらHow muchの７つ）

プロジェクトプランと一般的な事業計画書との差は、ビジョンから計画に落とし込まれている点で、

「理想の環境は、皆がやりがいを感じて明るい雰囲気が充満している院内で診療したい。その時のスタッフの状態はそれぞれが自立できている状態で、患者さんは最良の治療を選んでいただけるような関係でありたい。その時の売上目標が１億円だとすると、スタッフの人数はどのように配置でき、ユニット数は、集患数はどれぐらい必要で、集患するための施策は、予算は……」

のように、他者がみてもわかる詳細な実践計画です。

つまり、プロジェクトプランの目的は、『事業を実現するためのイメージと数字の計画』なので、借入が目的の事業計画書とは、考え方に差があることをご理解いただけると思います。

この事前準備の“差”が、経営をしているうちにジワジワと、場合によっては一気に他のクリニックを差別化する要因になり、「何か特別なことやってるの？」と聞かれるようなポジションに持っていくことができます。それは、プロジェクトプランをしっかりと計画して実行したからなせる業なのです。

プロジェクトプランは、経営の旅における航路であり、ご自身の未来地図です。飛行機が飛びたつ前に、目的地を決めないことはあり得ませんし、散歩していて気づいたら富士山に登頂していたということもあり得ないよ

マネジメントフレームと５つの経営資源

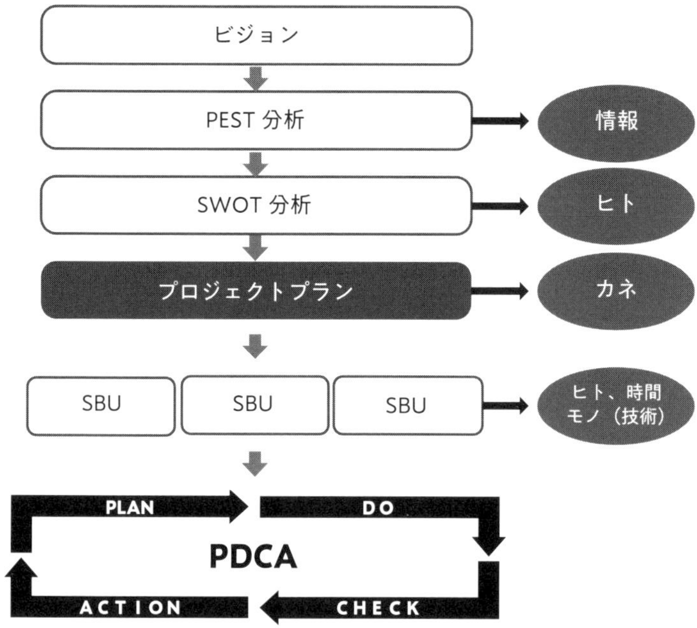


うに、ゴールは設定してこそたどり着けます。

また、開業前に「事業計画書＝借入計画」と認識してしまうと、目的地そのものの概念がない状態で開業の話が進むので、銀行への訪問がクリニック開設行きの“始発”駅になってしまいます。この認識は、事業の目的が無いまま開業し、経営がはじまってしまうという大変恐ろしいスタート地点ですから、是非、本書をお読みいただいた方には、プロジェクトプランをご作成いただいた上での開業をお勧めします。

## ◎プロジェクトプランを作るツボ

### ツボ１

これから開業する方にとって、事業を計画することははじめての経験ですから、作成する意味がわからずに、税理士やディーラー、開業コンサル業者に資料作成を代理で頼り、「銀行から借入する」ことを目的としてしまいがちですが、この段取りは、お勧めできません（多くの場合、借入金額の１％から２％が成功報酬として発生してしまう）。

経営者自身で事業の計画をしない、もしくは把握していないことが、後の経営リスクにつながります。開業１年以内に追加融資が必要になる先生が多いのは、このプラン作りが原因になっていることがほとんどです。

プラン作りが重労働に思えるかもしれませんが、ここまで紹介したマネジメントフレームの上流３層にお取り組みいただくと、プロジェクトプランの芯はできあがる仕組みになっています。ですから、残すところは、医療機器の購入費や人件費、広告宣伝費などの予算と運営の計画ですので、その点については、本章で追って整理します。

### ツボ２

開業は成功したい気持ちが強い時期にするものですから、その気持ちが反映され、成功シナリオのみ描きがちです。私の推奨は、合わせて低空飛行した時のシナリオも描くことです。成功に近づく勝ちパターンのシナリオを“成功筋”、逆を“失敗筋”と呼びますが、経営では、特にこの失敗筋を描くことも重要です。

なぜなら、成功筋だけを用意すると、失敗が考慮に含まれないため、リカバリーするための『計画と予算の準備がなされない』ため、事業の計画に決定的な欠陥が発生します。

つまり、思った“成功筋”でなかった場合に、ツボ1で触れたような運転資金の追加融資が早期の段階で必要になり、現実問題として、売上のベースが軌道に乗っていない時期に返済が重複してしまいます。

不要な追加融資を防止するためにも、あらかじめ失敗筋を考慮することで、リカバリープランの予算を用意でき、プランを実行しない場合でも予算を手元におけるので、経営の存続においてプラスに働きます。

さて、それでは、いよいよ事業の計画『プロジェクトプラン』の構成を解説します。

□事業の計画はプロジェクトプランで行う

□借入で不要な手数料を払わない

□プランのツボは“成功筋と失敗筋”

## ◎プロジェクトプランの構成

それでは、事業計画書の具体的な内容を見ていきましょう。

プロジェクトプラン（事業計画）は、このような構成になります。

①計画の概要

・事業内容

・経営理念（想いが中心）

・事業戦略（ターゲット）

・事業計画概要（代表者氏名、診療時間、人員構成など）

②資金計画（予算の計画）

③５年分の売上計画（KPI 含む）

④売上計画に伴った人員計画

⑤収支計画　※借入金の返済計画も考慮

以上の５つが、プロジェクトプランの項目です。事業を相談する税理士やコンサルティング会社によって事業計画書のフォーマットが異なりますが、これらの項目を押さえていただけると、開業後も『使える計画書』として活用できます。

これを行動計画としてスケジュール（第４章を参照）に落とし込んでいくと、進捗度合いが他者と確認できるだけではなく、見落としにも気づくことができるので、施策の漏れが防止でき、より精度が高い状態で開業日を迎えることができます。

また、本質的には、ご自身が経営と付き合いながら、どのような生活を送っていくのかという『ライフプラン』も重要です。経営は20年、30年と継続性が伴うものですから、想定される生活費等も鑑みたライフプランニングも推奨します。（本書ではプロジェクトプランについて解説します）

それでは、以降のページでそれぞれの項目について、具体的な作成の方法を解説していきます。

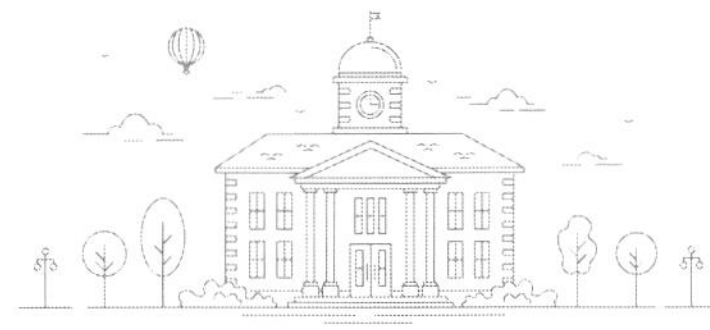

# ①計画の概要

## ◎計画の概要を作る前に

計画の概要は、プロジェクトプランのはじまりに位置しており、プロジェクトプランは対外的に「自分の事業はこのように成り立っていかせます」と説明する観点で作成します。そのため、第三者から見ても、どんな事業を行うのかわかる資料として、わかりやすいように5W2Hで説明する、はじめの訓練でもあります。

①の計画の概要では、

「何をするのか」What：事業内容

「なぜ開業したいのか」Why：想い

「誰が、誰に向けて」Who：開設者とターゲットとする患者層

「どのように」How：診療内容とターゲットをどう集患するのか

「いつ」When：開業時期

「どこで」Where：開業地

の５Ｗ１Ｈで構成し、残りの１Ｈ「いくらで（カネ）」How Much は、②資金計画以降で詳細に示していくのがプロジェクトプランの流れです。

こうしてみると、①が5W2Hのほとんどの要素を含んでおり、②以降のカネと異質であることがわかります。

計画の概要は、事業内容、経営理念、事業戦略、事業概要で構成されます。それぞれについて、以下に説明します。

## ◎事業内容

事業内容には、「何の事業をするのか」を記載します。

ここはシンプルに、「医療機関の一端を担うべく、歯科医院経営の事業を行う」でも良いですし、ご自身の考えを整理するという側面もありますから、「育った地元に恩返しをしたい、貢献したい……」といった想いを加えられると、なお良いでしょう。

この想いは、銀行の融資に影響する、しないではなく、計画を振り返る時の将来の自分に向けた、開業前の意思や決意、メッセージだと思って記載することをお勧めします。

## ◎経営理念

経営理念は、「どんな想いで事業をしていくのか」を記載します。

人生でいうところの“生き方”に相当します。これからクリニックを起業し、経営していく中で最も大切にしたい想いを、端的に明文化します。

想いを明文化し、美辞麗句ではない自分の言葉を経営理念に掲げることで、日々の経営判断や育って欲しいスタッフ像は、すべてこの経営理念に立ち返って判断できるようになり、スタッフ自身の意識や意思決定もスムーズになります。

したがって「親からの継承」「30代半ばになりそろそろ独立しようと思っ

た」という時期的なものは、経営理念にはなりえません。（これは、第２章まで読み進めていただいていれば、ある程度ご理解いただけているかと思います。）

この経営理念は、抽象的なもので構いません。「矯正で」「インプラントで」などといった事業の詳細は、次の「事業戦略」のパートに入れ込んでいきます。

【例】

・経営理念『絶対“真美”宣言』

患者様だけでなく当院に関わるすべての人々に“真実の美しさ”を提供し、心も豊かになる組織をみんなで目指す。私たちにとって「真実の美しさ」とは……　など

## ◎事業戦略

事業戦略は、「どのように経営していくのか」を記載します。

経営理念をさらに方針へと具体化していくフェーズです。

基本的な事業戦略の構成は、１.基本方針、２.基本戦略、３.マーケティング方針の３つです。

### １．基本方針

経営理念を、具体的な方針として、かみ砕いて記述します。

【例】

・真実の美しさを追求するため、歯科医療は「インプラント治療」「根管治療」「矯正」それぞれがプロフェッショナルの分野を担当する。５大の経営資源の配分は、それぞれのプロフェッショナルに任せ、当

**クリニック事業は『医経分離型』の経営を行い、成長し続けるプロ組織を目指す。**

### ２．基本戦略

戦略は、方針をさらに深堀りして策定します。

基本戦略の作り方は、マーケティング視点で取り込みたいターゲットに触れていけるとよいでしょう。「何をして、誰を」がポイントです。

**【例】**

**・保険診療に依存をせず、エンド・インプラント・矯正・ホワイトニングの自由診療を軸に、患者来院の目的地が主訴治療による機能回復ではなく、審美的な側面も追求することで全身の健康に寄与し、社会で現役世代として活躍する顧客層をターゲットにする。**

### ３．マーケティング方針

次は、基本戦略をベースに、事業の内容に関する戦略を記載します。

このポイントが定まると、デザインの選定など「自分が好きなもの」から「ターゲットが好きなもの」という観点が加えられ、建築内装・HPなどマーケティングとブランディング戦略が非常に円滑になります。ここまで落とし込めると“事業戦略”は機能しはじめます。

マーケティング戦略では、ターゲットの他、診療方針についてもできるだけ具体的にします。例えば、保険診療に依存しないという方針を打ち出すならば、

『保険診療は月30万点に抑え、自費のエンド・矯正・インプラントで500万円、衛生士のホワイトニングとクリーニング部門で200万円の売上

を目標にし……』

といったように、SBUに分けて数字で具体化すると、達成基準を見える化できます。

【例】

・矯正治療終了後、リテーナーの使用頻度を減らせるタイミングでホワイトニングを提案し、審美を訴求し女性を取り込む。

・審美に興味のある女性客は美的感覚が高い傾向にあるため、内装や取り扱う物販もハイエンド商品に限る。

・インプラント治療を安心して受けていただくために、医院の滅菌や感染対策もPRする。

※上級編としては、この中に目標の数字が入れられると良いでしょう。

そのためには、プロジェクトプランが一通り完了した後、見直しでマーケティング戦略に立ち返ると記載がスムーズです。

また、この事業戦略の中に「スタッフの教育方針」を追加すると、スタッフに「こうあって欲しい」と伝える基準ができます。

教育方針を作ると、採用面接が非常に楽になり、どんなヒトに来て欲しいのか明文化できるので、互いにミスマッチを減らすことができます。詳細は第6章のマネジメントでお伝えしますが、採用の段階から既に教育がはじまっているので、こちらも軽視できません。

優秀な人材といわれるヒトほど目的意識を持っている方が多いので、教育方針がしっかりしていないと早期離職の原因になります。医院として「こういうヒトを求めている」という方針があると、面接でそれに合致しているのか、採用後もどう教育し成長してもらいたいのか、ということが、お互いに明確になります。

事業戦略は、自院の風土作りにも、大変に大きな役割を持っているのです。

## ◎事業概要

計画の概要の最後に、開業する医院のプロフィールを整理し、記述します。項目は下記の通りです。

・施設名
・開業予定地
・開設者
・診療科目
・診療時間
・休診日
・営業日数／月
・１日あたりの患者数（開業３年、または５年目の目標）
・人員構成

□理念は、経営者の『念＝想い』である
□マーケティング方針と併せて、教育方針も作っておくとさらにGOOD

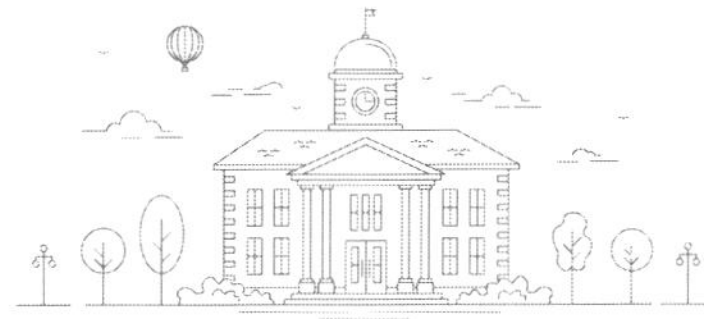

# ②資金計画

### ◎5大経営資源“カネ”のはじまり

土地開業、テナント開業にかかわらず、開業時には、不動産、内外装、医療機器や広告宣伝（HP、採用費などマーケティング面）、消耗品など、様々な費用が発生します。これらを明確にし、銀行からいくら借入し、どういった計画で返済していくのかを一覧にしたものが、資金計画のフェーズです。

資金計画の内容は、

- 土地建物（礼金、敷金、保証金など）
- 内外装（看板サイン等も含む）
- 医療機器（ユニット、レントゲン、技工室など）
- 広告宣伝費（HP、内覧会などのマーケティング施策）
- 借入条件と返済計画（リースも含む）
- 減価償却
- 運転資金（生活費ではないことに注意）

をメインに作成していきます。

医療機器のオプションなどによっても数値的な計画は変動するので、資金計画がそのまま予定通りにいくことは、まずありません。

そのため、私は、この内容に“その他”を追加し、医院のＰＣやセコム、アロマや家具家電の予算を確保することをお勧めしています。

この確保がなされていない状態で借入をすると、経営者が立て替えるか運転資金を削るかの選択になることがほとんどですから、予算は大きめにとっておくこともポイントです。

基本的に“その他”は300万円を超えることが多いので、約1.5カ月分の固定費（開業後、診療しなくても出る費用）が開業前に消えるという恐ろしい事態を招くことになりますから、是非、予算の考慮に加えてください。

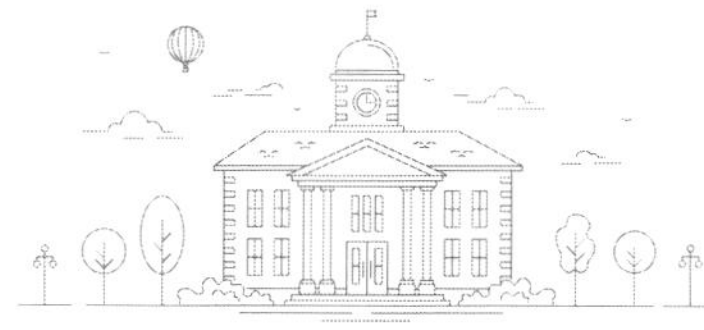

# ③５年分の売上計画

### ◎目的地への“航路”

おおよその資金計画②が見えてきたら、次は売上③と人員の計画④をプロジェクトプランに記載します。売上の計画をしているとお気づきになるかもしれませんが、欲しい売上など規模に応じて、土地の広さやユニット台数の増減が発生します。そのため、①から⑤は、行き来しながら作成することが基本的な流れです。

５年分の売上計画③は、開業から３年後を100％（経営が軌道に乗ったと考える状態）に設定し、保険診療と自費診療の売上の割合を考慮して、開業からトータル５年間の売上を計画します。（１年後を100％としてもまったく問題はありません。目標に到達する期間に応じて、坂の勾配が変化するイメージです。）

それではまず、欲しい売上を記載してきましょう。

年間売上目標（３年後）：１億円

月の売上目標：保険診療　400万　自費診療　450万

月の営業日数：24日

患者単価：保険診療　6,000 円　自費診療 20,000 円

としします。

すると、自然に目標とする集客数が、保険なら 333 人のレセプト枚数で…とリアルな数字に落とし込めます。その上で、ユニット数や回転率（１人の患者が１カ月に来院する回数）を鑑み、目標としたいか考慮します。

すると、開業前にユニットの配管数が自分の欲しい売上と一致しているのか確認でき、「土地がもっと広いほうがいいな」ということが考慮に上がってきます。すると、検討していた土地・テナントが自分の事業と経営に合っているのか振り返ることもできますから、なおのこと、開業前にプロジェクトプランを作る優位性をご理解いただけるかと思います。

売上計画をさらに使えるものにするために、目標とした人数に対して、どのチャネル（広告媒体など）から集患し、リピート化するのかといった目標に分解することも重要です。それを収支計画⑤で実施します。

新規集患数の目標をチャネルに分けて HP から何人、チラシから、紹介から何人という目標を設定しておくと、どこに資金を投下することで新患増が見込めるのか、そもそもチャネルの選別自体に見直しが必要なのか、など、どこを強化すればよいのか検討できるため、次の改善策に手を打つことができます。

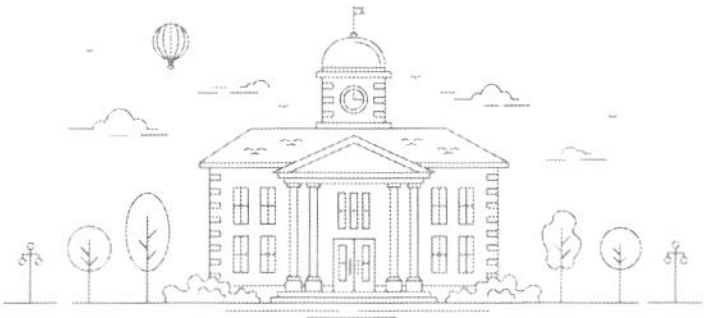

# ④人員計画

### ◎人員計画

売上目標をどういう陣容で実現するか考慮するパートです。この人員計画は、補助金の対象にも直結しますから、開業の時期によって国や自治体等の支援を考慮した計画を作成していただければと思います。

考慮しはじめは、「衛生士さんは、はじめ２人ぐらい、いてくれたらいいかな」という感覚で構いません。プロジェクトプランの精度が上がってくると、「いや、これは２人じゃ回せないんじゃないの？」など気づく点があると思いますから、気づいたときに計画を修正しましょう。

このとき、いつ頃増やすのかという時期の計画も重要ですが、そのときに増やす人財には何を期待するのか、そのときの組織状態はどうなっているイメージなのかを合わせて考慮できると、『先手先手』で経営することができます。

□人員計画が補助金の対象になる場合もある

□売上計画を作成するときは、個別の KPI を設定する

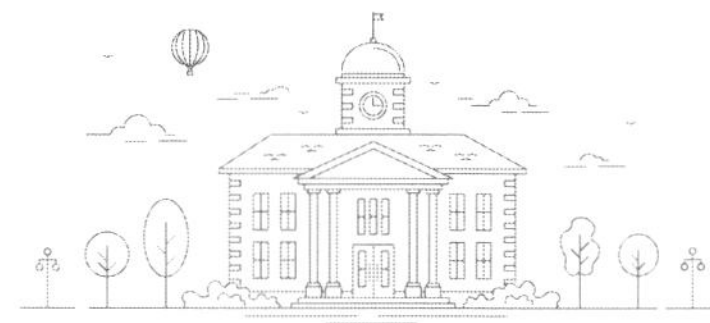

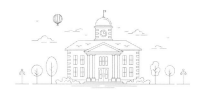

# ⑤収支計画

## ◎収支計画

売上計画③で立てた売上目標を、経費と共にシミュレートするのが「収支計画」です。

借入の際は、プロジェクトプランの“大トリ”である収支計画が特に重視されますが、それ以上に、計画的に経営を継続する側面でも、大変重要なパートです。

また、収支計画は、自分の手元にいくら残すのかという計画でもあります。そのため『売上・経費・利益』の原則を、計画の前に簡単に整理したいと思います。

・売上－経費＝利益である

・経費には固定費と変動費の２種類ある

以上のように、非常にシンプルです。利益を“増やす”には、売上を増やすか経費を減らすかという非常にシンプルな構図をしています。（ここでは、まず利益構造を理解していただきたいので、利益に対する税引き前・後の話はいたしません。）

この、『売上の増やし方』と『経費の使い方』は、経営における“カネ”の知識の一部です。特に、収支計画では、『経費の使い方』の側面が大きいので、続けて『固定費と変動費』の解説をしてまいります。

その名の通り、固定費は売上に関係なく“固定”される経費、変動費は売上によって“変動”する経費をいいます。ここまではご存じの方が多いと思いますが、この固定費と変動費には、何が含まれるかご存じの方は少ないと思いますので、費目に分けて、さらに解説してまいります。

**●変動費に含まれる費目**

材料費・技工費・物販仕入れなど

**●固定費に含まれる費目**

人件費・福利厚生費・賞与引当金・従業員交通費・地代家賃・租税公課・水道光熱費・旅費交通費・通信費・広告宣伝費・接待交際費・減価償却費・顧問料・保険料・修繕費・消耗品費・新聞図書費・研修費・車両費・リース費・衛生費・雑費など

クリニック経営では、これらの項目がメインで経費が構成されています。

ここで立ち返りたいのは、クリニック経営もビジネスであり、ビジネスは、カネを何かに換えて増やすことでした。

つまり、「限られた資源（３章ではカネ）を何に換えて、売上を増やすか」が経営のキモです。そのためには、経費の使い方、すなわち『カネの知識』を増やす必要があります。

その知識の一端として、歯科医院のクリニック経営においては、経費の黄金比率の存在を知る必要があります。これからご紹介する比率は、経営スタイルによって変動するので、マストで目指さなくてはならないものではありませんが、健康診断のように健全な状態か判断するための非常に良い指標だとお考えください。

経営の悩みの多くは“カネ”と“ヒト（人間関係）”です。“カネ”に不安になるのは、このカネの知識がない方か、プロジェクトプランと事業計画を実施しなかった方に大変多い傾向にあります。開業前からカネの知識を備えておくことで、経営存続への不安を軽減し、日々の診療、また、経営活動そのものに打ち込むことができるようになりますから、しっかり押さえていきましょう。

変動費と固定費

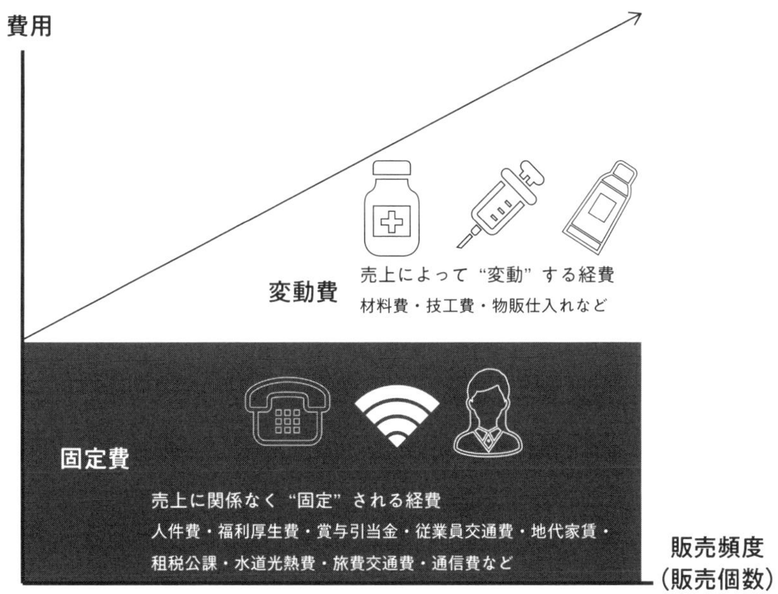
費用
変動費
売上によって“変動”する経費
材料費・技工費・物販仕入れなど
固定費
売上に関係なく“固定”される経費
人件費・福利厚生費・賞与引当金・従業員交通費・地代家賃・
租税公課・水道光熱費・旅費交通費・通信費など
販売頻度
（販売個数）

### ◎費目と具体的な予算配分

それでは、固定費と変動費で紹介した費目の中から、歯科医院経営の中で特にポイントとなる費目と、目安となる予算配分をご説明します。その前に、対売上比率の使い方のテクニックをご紹介します。

①比率・予算から、理想とする売上を出すこと

②目指す売上から、比率を見て予算を出すこと

の２つです。

このテクニックは、それぞれの費目の中で解説します。

それでは、費目名と比率（対売上高）を見てまいります。

#### ●人件費：25％～35％　固定費

スタッフを雇用する費用です。対売上比率のレンジに10％ほど開きがありますが、規模拡大時期は増員するので35％に設定して、ヒトが育ち、売上が上がってきたら比率を下げ、安定する頃合いが25％前後になると良いでしょう。

ここで、比率の使い方テクニック①を使って、人件費から理想となる売上を算出します。

例えば、月の給与が20万円のスタッフが５人だと、人件費は100万円です。すると、対売上比率25％に設定し、100万円の人件費を４倍すると、400万円が理想の月の売上であるということがわかります。

これを応用すると、25万円を４人でも、50万円を２人でも100万円の人件費に変わりがないので、予算内であることがわかります。

テクニック②を使う場合は、売上から人件費の予算を算出します。

年間売上が1億円の場合、理想の人件費率30%だと、年間3000万円の予算が取れています。月に落とし込むと人件費の予算が250万円ですから、月の給与が20万円のスタッフ15人なのか、25万円のスタッフが10人なのかなど、予算内で“カネ”をコントロールできるようになります。

近年では、スタッフを採用する難易度は増していますから、経営サイドで意図を持って人件費率のレンジを高めの35%に設定し、1人、2人の離職でも経営に大きな影響がない運営を心掛けても良いでしょう。

**●教育・医経分離費：4％〜7％　固定費**

ヒトを育て、経営を育てる費用です。医経分離システムの導入、学術的なセミナーだけでなく、スタッフへの社会人としての教育や後輩を教育するためのマネジメントを学ぶ費用などが該当します。院長自身やスタッフの能力向上のための予算と思われがちですが、本質的には『経営を育てる予算』という認識が非常に重要です。

この教育・医経分離費を計画的に予算化できているクリニックは、ほぼありません。そのため、次にご紹介する広告宣伝費の予算化と掛け合わせて施策が打てると、クリニック経営で非常に強力な差別化を実現可能です。また、法人化した後の社員教育の費用は、「社員教育費」として法人税から控除される制度も存在しますから、強化しない手はありません。

医経分離費は、第2章で述べた医経分離に必要な費用の予算化です。経営のプロを投入する際の枠、または、定期的に他業界の経営者が集うセミナーやコースに参加する予算で、この枠を確保できると経営の余裕と成長のレンジは、格段に違ってきます。

教育・医経分離費の考え方は、『売上が上がってきたらかける』スタイルでは、後手に回りがちで、予算が確保できず対策が打てない場合がありますから、こちらも先手の取り組みをお勧めします。

**●広告宣伝費：４％〜７％　固定費**

広告宣伝費は、HPの維持費やチラシだけではなく、採用対策費などマーケティング施策費用であり、クリニックをブランディングするための予算です。「クリニックでブランディングなんて」と思われる方も中にいらっしゃるかもしれませんが、高須クリニックや湘南美容外科のような大々的に広告宣伝するという意味合いだけではなく、「カフェのようなクリニックをつくりたい」「ファミリー層がターゲットだから、医院名はファミリー歯科にしよう」なども立派なブランディング思考の一端です。どのように生活者に認識して欲しいのか、というのがブランディングのキモということを押さえていただければと思います。詳しいマーケティング施策は第５章にてご紹介いたします。

選ばれ続けるブランディング施策費として、広告宣伝費を毎年４％〜７％程度を予算組みし、プロモーションすることで継続的な差別化を実現できます。例えば売上１億円の４％〜７％というと、約400万円〜700万円です。

１章から述べてきたように、選ばれ続けるために何か施策を実施する必要がある時代においては、こうした攻めのマーケティング戦略も重要です。一方、守りの視点で考えても、近隣に有名な医療法人が分院展開してきた時にも、患者の流出防止策としてブランディング経営を実現する予算としても広告宣伝費の確保はマストです。

また、広告宣伝によるブランディング施策は、集患と同時に採用広告としても機能します。自院の理念・方針をしっかり提示した上で世間に周知し、それに共感してくれる優秀なスタッフを確保することにも大きく寄与します。

**●地代家賃：５％から 10％　固定費**

テナントであれば賃料、建築であれば土地と建物の費用が該当します。

この比率を知っておくと、開業地の選定力がＵＰします。

例えば、賃料 100 万円のテナントがあります。

開業前の先生にとっては、特にこの金額が高いのかどうなのか判断しかねると思いますが、対売上比率を売上の数字に置き換え（テクニック①）、「この場所で月に 1000 万～ 2000 万上げられるのかな」という目線で土地の選定ができるようになります。

よって、そのテナントが自分の経営の条件に沿っているのかわかるということです。

土地建物やテナントを選定していると、場所を好きになり、支払いの負担が多少大きくても「ここでやりたい」という場合があると思いますが、私は対売上比率の観点があった上であれば、それも経営者のモチベーションになるので、ありだと思います。

究極、地代家賃が承継だから０％という場合は、「地代家賃がないから、利益がたくさん残る」ではなく、浮いた分を広告宣伝や設備投資など、他の予算に回すことをお勧めします。

逆に、地代家賃が月 150 万円のようなケースでは、その地代家賃が、他のチャネルの費用の役割を担えるのかを考慮する必要があります。圧倒的に生活者から目につくような駅前や国道の交差点などであれば、生活者に認知されるための広告宣伝費を抑えても良いでしょうし、スタッフが通いやすく、採用が見込める強みがあるのであれば、採用費用などの予算がセーブできますから、そういったメリットを活かせるのであれば問題ありません。

ポイントは、資源を使っているという感覚を持っていただきたいということです。

また、テナント開業の場合の補足としてお伝えしますと、見積りに敷金·礼金と合わせて「保証金」という項目が登場することがあります。

この保証金は、敷金の感覚で後々返還されると思っている方も少なくありませんが、ほぼほぼ手元に返ってきません。例えば、保証金30%と記述がある場合、預けた金額の30%が、年々減っていくことを意味しています。

こういった初見のため知らないような項目でも、テナントを取り扱う不動産の担当から説明されない契約の場に立ち会ったこともあるので、注意していただければと思います（契約前に止めて、説明を入れていただきました)。

**●減価償却費：４％から10%　固定費**

減価償却とは、医療機器や内装設備を経年的に経費に計上できる仕組みです。

この“経年的”という部分のことを、耐用年数といい、ユニットやフリーアームなら７年、X線装置なら６年とそれぞれに耐用年数が定められています。身近な例では、普通自動車の資産価値が６年で無くなることと同じです。

ユニットの購入を例に、減価償却の仕組みをご説明いたします。

ユニットを２台 700 万で購入した場合、ユニットの耐用年数は７年ですから、購入した金額を耐用年数で割り算します。この割った 100 万円を、７年間に分けて経費に計上できるという仕組みが、減価償却です。

購入した年に一括で経費に計上することもできますが、継続的に経費として計上することで、課税対象の利益を減らすことができ、節税の効果があります。

さらに、開業時の減価償却についての特有な知識として、

“月の返済額が減価償却費と一致、または上回らないこと”

**減価償却費のイメージ**

（例）ユニット２台を 700 万円で購入
初年度にすべて費用とせず、耐用年数で分割し、減価償却費として各年度で費用計上できる。

（定額法の場合　耐用年数：７年）

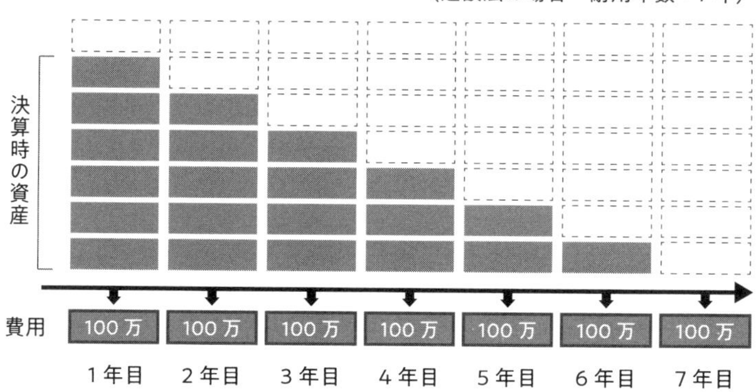

を押さえていただければと思います。

このことを知っておくと、返済金額が経営を圧迫するのか判断できない開業前に、大変有効な知識となります。

歯科医院の開業時の、医療機器の購入金額が3500万円だとすると、初年度から6年間の減価償却費は約60万円になることが多いのですが（内装費用の減価償却費も含む）、この金額を上回らないように借入の計画を立てられると、返済が経営を圧迫しない運営ができます（詳細な説明は本題から逸れるので割愛します）。

**●材料・外注技工費：15％～20％　変動費**

治療に伴って使用する薬剤や材料、外注技工費が該当します。

一般的な保険中心の歯科医院経営では、材料・外注技工費は大体15％から20％ぐらいになります。自費診療は、材料代が保険材料より値が張ることがほとんどなので、自費率に比例して上昇する比率でもあります。

材料・外注技工費の予算は、院内技工士の採用を検討する場合にも有効です。年間売上が1億円規模の歯科医院であれば、材料・外注技工費が1500万～2000万の計算です。このとき、材料費を抜いた外注技工費が、仮に600万～800万円であれば、院内技工士を同じ給与で採用したとしても、院内技工士がいるメリットを獲得しながら運営が成り立つことを意味しています。そうすると、医院の売上のSBUが保険診療と自費診療だったことに加え、他医院から“技工受注”も可能になりますから、経営の幅が広がります。

また、この材料・外注技工費の比率は、15％を下回っている＝節約できているわけではないので、15％を下回っている場合は、消耗品の交換頻度の見直しや、新人スタッフの練習費として材料を使うなどの予算を取ることを推奨します。

**●院長（役員）報酬：10％～20％　固定費**

院長報酬は、個人経営の場合は残った利益、法人の場合は役員報酬となります。

10％～20％という割合を見て、「意外ともらえる分が少ない」「もっと他の先生はもらっている」と思う方もいるかもしれませんが、この認識にも注意が必要です。

利益をみて、「案外残った」と全額を院長報酬にしてしまうと、医院の貯金ができないことはもちろん、設備投資や修繕費、マーケティング費用など、その他、経営を育てるための重要な施策を打てなくなり、現状維持はおろか、競争力も徐々に失われます。

さらには、施策を打つ場合でも貯蓄がないので、毎回借入を起こすことになり、二重、三重と返済が重なることになります。

もちろん、自らが責任者であり経営者ですから、30％、40％と報酬を設定することは可能です。しかし、“カネを何かに換えて増やす”というビジネスの原則を思い出してください。自身の生活費の比重が大きくなることすなわち、ここまでに解説した、その他重要な費目の確保が疎かになるだけではなく、医院に貯金する＝“内部留保”ができません。

開業期でも、経営が軌道に乗った後でも、この内部留保＝運転資金を“最低、固定費の５カ月分以上”確保していただくことを強く推奨しており、私が開業のプロデュースを行う際は100％、初期状態からこの数字の確保を行います。

特に開業期は、保険主体の場合、レセプトの提出から振り込まれるまでの期間に収入がなく、**自動的に固定費が２カ月分無くなると考えてよいですから、残っても実質は３カ月分に減ります。**

経営を存続する意味合いでも、自身の報酬は内部留保の確保ができた後から増やせますから、“医院の貯金”との兼ね合いを見ながら、バランスをとって設定することを強く推奨します。

### ●開業費

収支計画の最後に、番外編としてご説明しておきたいのが、開業費です。

クリニックを開設する際、ほとんどの方が個人事業主としてスタートします。

この場合、「開業費」という費目で、開業準備で発生した費用を、開業後に経費として計上することができます。

例えば、参加したセミナー費やそれに伴う交通費、医院で使用するＰＣなど「開業に関する費用」が該当します。

ですので、領収書は捨てずに、使用目的を記載したメモとともにファイリングすることをお勧めします。開業費を計上する期限は特に定められていないので、開業後数年経ってからでも、利益と鑑みながら節税対策として計上することが可能です。

この知識の有無で、将来の数十万円以上を手元に残せるか変わりますから、しっかり押さえましょう。

## ◎プロジェクトプランのまとめ

３章の実践編で、５大資源の１つ“カネ”を押さえてまいりました。

ここまでで、マネジメントフレームのプロジェクトプランまで進んできたことになります。次の４章では、プロジェクトプランを実現する準備段階として、開業に向けて何をすればよいのか、行動計画に落とし込むフェーズに移ってまいりたいと思います。

私は開業の相談を受ける際、先生方から

「開業は、何カ月前から準備すればいいですか」

という質問を大変多くいただきます。

究極、知識面という意味では学生時代から経営の勉強をはじめるなど、準備が早ければ早いことに越したことはないのですが、テナント開業であれ土地開業であれ、できれば１年半から２年後に開業日を迎えることを目標に、開業準備をはじめられたらと考えています。

医療機器メーカーやコンサルティングのWebサイトを見ると、「テナントは８カ月前で、土地建物だと１年前ぐらいに…」との記載を多く目にしますが、『クリニックの開設』がゴールなのであれば、その期間での開設はできなくはないと思います。

しかし、私たちにとっては『経営の成功』につなげることが目的です。

そのためには、「いつまでに開業するか」よりも、「どんな経営をするか」を起点にして、その次に「どんな開業を迎えると良いスタートが切れるのか」を通過点として開業を考慮したほうが、開業準備期間を有効に使えることは間違いありません。

□プロジェクトプランなくして理想への到達なし

□費目ごとに役割があり、予算化する

□広告宣伝費＝マーケティング費で、採用広告としても機能するように運営する

□教育・医経分離費は、ヒトと経営を育てる予算

□内部留保は借入金額を増やしてでも最低５カ月分以上確保する

□開業期の借入金額は減価償却費を上回らないようにする

Entrepreneur Spirit

# 第4章
# 開業のスケジュール

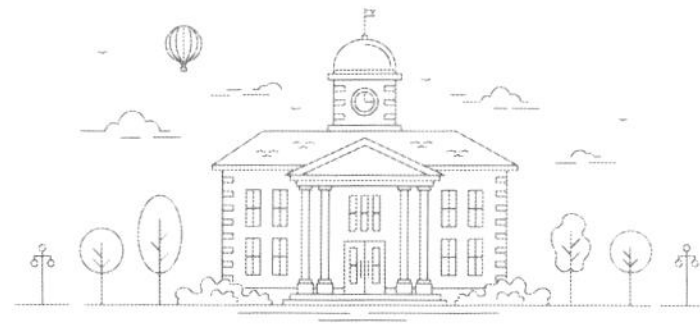

# 開業前後のスケジュール表

第４章では、第３章のプロジェクトプランを実現するために、どのようなプロセスを経ながら開業準備を進めていくのか解説します。

開業に至るまでの準備は、開業後にロケットスタートを切れるかどうか

**ロケットスタート開業を迎える開業準備 開始時期のススメ**

| 準備項目 | | 開業予定日までの残月数 | | | | | | | | | | | |
|---|---|---|---|---|---|---|---|---|---|---|---|---|---|
| | | 24 | 23 | 22 | 21 | 20 | 19 | 18 | 17 | 16 | 15 | 14 | 13 |
| ① | 打ち合わせ・面会 | | | | | | | | | | | | |
| ② | 融資の相談 | | | | | | | | | | | | |
| ③ | 土地・テナント・内装 | | | | | | | | | | | | |
| ④ | 医療機器・材料の選定 | | | | | | | | | | | | |
| ⑤ | 採用・面接・人事 | | | | | | | | | | | | |
| ⑥ | マーケティング | | | | | | | | | | | | |
| ⑦ | マネジメント | | | | | | | | | | | | |
| ⑧ | 内覧会企画 | | | | | | | | | | | | |
| ⑨ | 開業前後の届け出 | | | | | | | | | | | | |
| ⑩ | 売上・節税・戦略会議 | | | | | | | | | | | | |

対応時期　BEST　BETTER　MUST

を決める重要なファクターですから、粛々と進めていけるように、行動計画を整理し、期間を区切って、漏れがないようにスケジュール表に落とし込んでいきます。

下のスケジュール表は、ロケットスタート開業を迎えるための、開業準備のタイムスケジュールの一例です。意外と着手時期が早いと感じられる項目もあるかと思いますが、勤務しながら経営を学び、開業の計画を立てることを鑑みると、着手が早いに越したことはありません。

なお、スケジュール表に記載されている番号順に解説していきますが、各プロセスは同時並行で進めていくものもありますので、必ずしも番号の通りに進めるというわけではありませんので、ご注意いただけたらと思います。

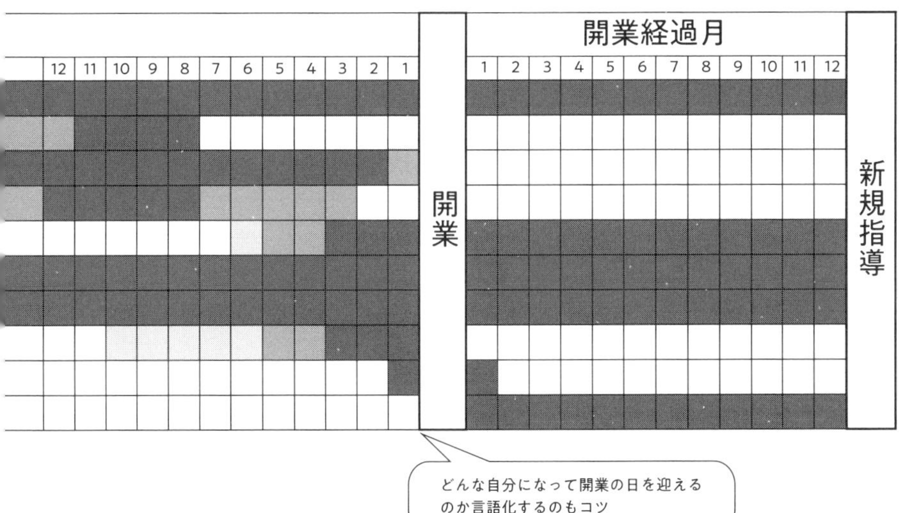

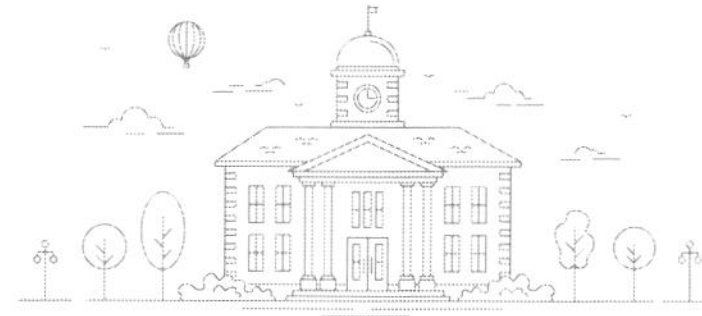

# ①打ち合わせ・面会

### ◎事業全体の構築と進捗確認

私が開業プロデュースのお手伝いをする場合、先生との面談を２週間に１回程度設定し、継続的に話し合いの場を設けています。この話し合いの中で、これまでの章で解説してきた、やりたいことの具体化、SWOT 分析や PEST 分析といった自分の強み・弱みの分析、プロジェクトプランの練り込みなどを行います。

後のページで説明する銀行融資、物件探し、採用などの具体的な開業準備のポイントや進捗の確認の意味合いもあります。また、開業後に起こりうるリスクなどもここで確認しています。ときには、先生ごとに異なるワークに取り組んでいただきながら、課題を解決していくというような、経営者マインドを育む勉強会を開くこともあります。

### ◎話し合うことで新たなアイデアも出てくる

スケジュールに沿ってやることを整理していくと、先生方の頭の中も整理され、余裕も生まれるので「実はこういうこともやってみたい」というアイデアが出てくるようになります。面談の機会を定期的に設けることで、気づきを共有することができ、開業に向けてよりブレのない方向性が定められます。

この打ち合わせは、開業２年前から、遅くとも１年半前からは開始します。「結構早くから取り組むのだな」と思われる方もいると思いますが、このフェーズがクリニック経営の根幹になる一番重要な部分であり、最も時間を要する場合もあります。

面談では、

「どういう医院にしたいですか（院長視点）」

「スタッフさんはその時、どう感じそうですか（スタッフ目線）」

というように、質問を投げかけ、考えを深く掘り下げながら、視点を増やし、経営者になる準備を行います。問答を繰り返していくことで、客観的な視点が得られ、考えを整理できた結果、新たな気づきを得られます。私も先生方に伴走して、思考の整理をお手伝いさせていただきますが、「カウンセリングみたいだ」と、ほぼ100%の先生がおっしゃいます。

このような面談を積み重ねることで、開業後、先生がスタッフと個人面談をする際の予行演習にもなります。

開業は経営のはじまりにすぎず、開業後も継続してプロジェクトプランに沿った経営をしていく必要があることから、私は開業後も先生方との定期的な打ち合わせを続けています。

□開業前に自分と向き合うこと（内省）が重要

□経営者になる準備は開業前からはじまっている

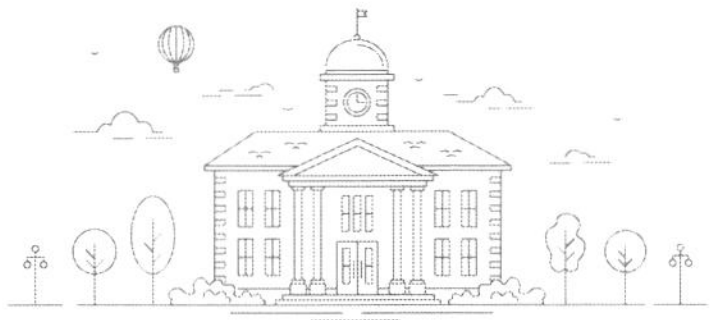

## ②融資の相談

### ◎準備は早ければ早いほうがいい

銀行に融資の相談をするフェーズです。この時点で、プロジェクトプランがほぼできあがっていることが望ましいです。土地、テナント等は決まっていなくても、予算はある程度把握できる状態にしておきます。

銀行への相談は早くから開始することが得策です。開業予定日から期間が短くなればなるほど、「早く決めてしまいたい」という先生方の焦りの気持ちを銀行側もわかっているので、金利交渉で良い条件が引き出せないことがあるからです。

融資の相談先は、銀行だけでなく福祉医療機構や日本政策金融公庫も視野に入れるとよいでしょう。複数あたることで、金融機関によって条件がまったく異なることがわかります。候補の中から利率などの条件を吟味し、選ぶことで、経営方針に見合った条件に出会い、不要なコストを下げることにもつながります。

また、融資が決まったときに全額振り込まれるイメージが強いかもしれませんが、必ずしも、そうではありません。最初に融資金額の承認だけ取得し、土地･テナントやマーケティング施策費用の支払いが必要な段階で、その分だけ振り込んでもらう、ということも可能です。返済開始のタイミングも相談できますから、早めに相談することは安心感を得られるという面でも有効です。

開業では、内装費用を代表例として、何かと想定外の追加費用がかかります。また、なるべく借入を抑えようとして運転資金をセーブした結果、当初の融資額を超えてしまい資金繰りに困るケースも少なくありません。

お金の借り方も“カネ”の知識ですから、経営不安を軽減するためにも、経営資源の知識を総合的に兼ね備えているところに相談することが望ましいのです。

□融資の相談は、有利な条件で融資を受けるためにも、早めに開始する
□お金の借り方の知識を知っておくと、経営に有利に働く

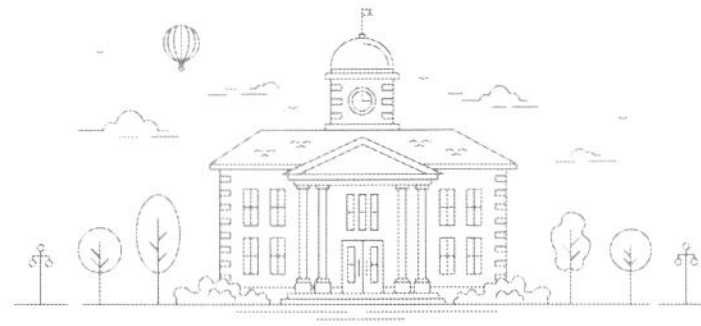

# ③土地・テナントを探す

## ◎多くの物件を見て目利きの感覚を養う

土地・テナントの選定は、打ち合わせ開始の段階で、プロジェクトプランと並行して行うプロセスの１つです。これも融資の相談と同様、早ければ早いほど計画が立てやすくなります。

『よい場所』というのは、探しはじめて大体２、３カ月後に見つかっても早いほう、というのが一般的です。ある程度時間をかけ、多くの物件を見て回ることで目利きの感覚が鍛えられ、行き交う生活者の動線が悪いとか、目が行き届きにくいなど、物件の良し悪しもわかってくるようになります。

先述したように、はじめて独立する先生にとって、地代家賃が妥当なのか判断するハードルが非常に高いため、200万、150万という賃料を聞いて「そういうものなのか」と深く考えずに契約してしまうことも少なくありません。売上に見合わない高額な家賃は、毎月かかる固定費として経営を圧迫する原因になりますから、「売上の10分の１から20分の１が家賃」、もしくは「他の費目の効果を持ち合わせているのか」という視点を是非お持ちいただけたらと思います。

加えて、建築・内装会社の選定は、なるべく物件探しと同時にスタートしておきましょう。どんな建築・内装にしたいかイメージを膨らませておくことで、物件探しの時点でイメージを膨らませやすいだけでなく、物件の契約後、業者とのスムーズな打ち合わせが可能です。

また、土地開業とテナント開業、どちらがいいのかというご質問もいただきますが、「プロジェクトプランのビジョン次第」なので、どちらがいいという結論はありません。

私としては、資産となる土地開業をお勧めしたいところですが、あまりに市街地から遠方になってしまうと、生活者に周知させる集客の施策と、採用の対策に注力する必要性が増します。

一方、駅周辺のほうが集患も採用も有利な傾向にありますが、テレワーク化の浸透など社会情勢によって影響されることもあるので、なおのこと『自分の経営プランにとって、いい物件』に出会えるよう、プロジェクトプランを起点とした物件探しを行い、チャンスを逃さぬよう、注意したいものです。

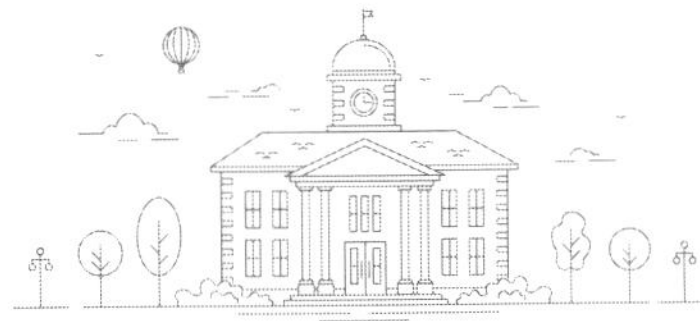

## ④医療機器の選定

### ◎最初の導入時に十分に検討すること

院内で使用する機器やソフトウェアの購入・リースを検討します。

ここでの注意点としては、「勤務先で使っていたから」という理由で機器を決定するよりも、プロジェクトプランの戦略に沿った検討をしていただきたいということです。

というのも、例えば、レセプトコンピューターの導入でいうと、メーカーによっても、「訪問診療に強い」「保険の矯正に対応可能」「自動精算機など多数のオプションと連携が可能」など、できることがまったく違います。

また、将来、別のメーカーに切り替えたくても、データの互換性がないため患者の処置データなどの移行が困難な場合が多く、後に人海戦術で対応するという時間もコストもかかる状況になりがちです。

したがって、開業準備の選定の際に、事業戦略に最も適した医療機器は何か、しっかり検討する時間を確保することが大事です。

## ◎開業コンサルタントに相談する場合は注意

また、「開業コンサルタント」などに機器購入の相談を持ちかけるときは要注意です。

私自身、メーカー側の経験があるので存じていますが、開業コンサルタントによっては、医療機器メーカーから紹介手数料として多額のリベートを設定していることがあります。

歯科医院の開業準備で、3,500万円ほどの金額が医療機器でかかることが多いですが、例えばそこに紹介手数料で20％近い金額を乗せて提示している場合もあります。

開業コンサルタントは、メーカーと３者で会う場所を用意し、メーカーが先生に製品説明をする機会を設定します。そして、購入が決まったメーカーと顧客からのキックバックで運営しているビジネスモデルが多いように思います。

様々なメーカーの製品説明を１つの場所で聞けるのは便利だと思いますが、私は各所を訪問し、打ち合わせをして選択されたほうが得られるものも多いと考えています。

□機器選びはプロジェクトプランの戦略に沿って行う

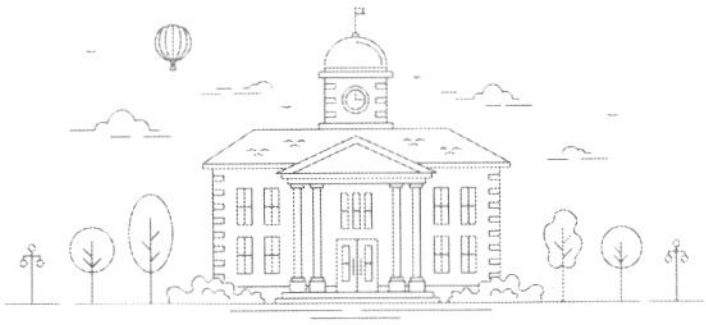

# ⑤採用・面接・人事

## ◎開業前の練習期間で軌道に乗る

オープニングスタッフは、開業予定日の１カ月前、遅くとも２週間前には出勤可能な状態を目指し、採用計画を立てます。

そこから逆算すると、スタッフ募集の開始時期は、それよりも２カ月以上前であることが望ましいですから、開業日の３カ月以上前から、スタッフ募集をオープンできるように準備します。

さらにいうと、スタッフ募集を開始するということは、給与や福利厚生について決めておく必要がありますから、採用の準備は、さらにそれ以前からはじめることになります。

開業前に採用できたスタッフには、開業の準備期間中に医療機器やソフトウェアなどをインストラクションする必要があります。ユニット、レントゲン、カメラ、パソコンで扱うアプリケーションなど、使い方のレクチャーは多岐にわたりますから、計画的に実施しましょう。

受付に携わるスタッフの場合は、レセプトコンピューターの使用方法、社会保険の種別ごとに違うカルテの種類や印刷方法、受付のオペレーションの流れなどを練習しなければなりません。また接遇などの指導・研修も重要です。

内覧会の準備など開業準備の業務と同時に、こうした教育期間を、休暇を入れつつ確保しようとすると、開業前の２週間は、もはや「あっという間」とお感じいただけるのではないでしょうか。

## ◎採用にも予算を確保する

歯科業界は、比較的、採用の施策に予算を確保する習慣がありません。

採用は基本的に人材募集サイトを活用することが多いですが、病院や看護師業界では１人あたり100万円程度の採用コストといわれ、一般企業の人材採用で紹介会社を経由する採用では、月の給与の３カ月分の紹介手数料の支払いが基本ですから、歯科業界の紹介会社によるスタッフ給与１カ月分（25万円ほど）は相場より下であることがわかります。

とはいえコストが発生する人材募集サイトですから、ただ医院のプロフィールをやみくもに登録するのではなく、医院の将来像に合った、求める人物像にちゃんと見つけてもらえるような情報を、戦略的に考えて掲載することがポイントです。採用でもターゲットに対し、より魅力的に感じてもらえるような原稿、写真の掲載の仕方などを考慮した発信を心掛けましょう。

歯科業界は「歯科衛生士不足」であると同時に、「売り手市場」と言われている環境下ですので、選ばれる立場のクリニック側が、採用に『施策と予算取り』ができているのか、見直す余地もあるのではないかと私は思います。また、広告宣伝費に採用費も含まれると３章でお伝えしたように、マーケティング戦略の一環として採用を認識できると、差別化の側面でも一歩抜きんでたクリニックになるでしょう。

### ◎採用・面接で話す内容とは

採用の面接で自院の話をする先生は多いのですが、「この医院をどうしていきたい」「どういう人を求めている」ということに言及されないケースが多く見られます。これらはプロジェクトプランがしっかり練られていないことも要因の１つです。

計画が練られていると、将来のポジションや新たな役割をイメージしながら面接できるので、質問も自然と生まれ、結果、採用後のミスマッチを防止できます。

また、スタッフ側から面接中の発言で多い「勉強したいです」「成長したいです」といった漠然としたポジティブな言葉を聞いて、「前向きなスタッフだな、採用！」と決めてしまわないように気を付けましょう。

採用のポイントは『動機』です。「何を、どうして勉強･成長したいのか」が大切です。この質問に完全に黙ってしまうようであれば、採用後の教育面でハードルが上がる可能性が非常に高いです。スタッフの将来像が自立している姿なのであれば、このようなケースでは、育てる時間とエネルギーをかける覚悟が必要です。

### ◎スタッフの教育機会を設ける

機器などのインストラクションとは別に、採用が決まっているスタッフに対して、事前の教育機会を設定することが望ましいです（社会人教育研修など)。診療しながら覚えていくというよりも、開業前から心構えを作ることで、成長のスピードを速めることができます。

スタッフへの教育機会は、開業後もずっと設けていくことになります。月１回、１日診療をセーブしてでも、研修や勉強会を開くのも一案です。

「診療をしていたほうが売上になる」とお考えの方は、５大の経営資源を思い出してください。“時間”の使い方が、結果として“カネ”につながり、“ヒト”に時間をかけることで、雇用の定着にも生産性の向上にもつながります。

□採用・募集・面接は、企業でいう『人事』にあたる

□教育は技術面だけでなく内面も重要

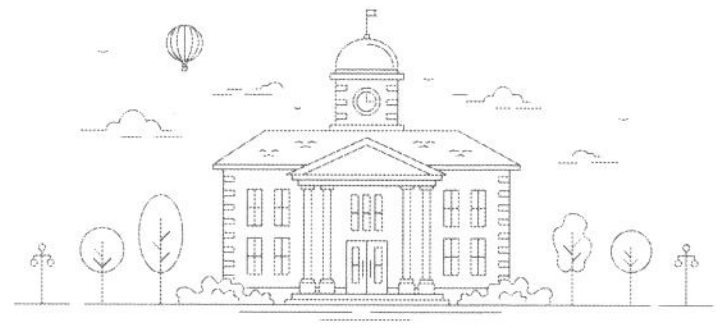

# ⑥広告宣伝・デュアルマーケティング（アナログ、デジタル）

## ◎実施価値の高い「ブックマーケティング」

集客や、自院のブランディングに関わる媒体などを準備します。集患したい患者、採用したい人材の方向性を決めて、選定していきます。「デュアル」は、アナログ・デジタルの両面です。取り組むものとしては、ブックマーケティング、ホームページ、ランディングページ（LP）、リスティング広告、看板・サイン、ロゴマークなどが挙げられます。

マーケティングについて、詳しくは５章で説明しますが、特にこの章では、ブックマーケティングについてお話ししたいと思います。

ブックマーケティングとは、『経営者自ら出版することで、書籍をマーケティングの一環として経営に取り込む』手法です。これは、本を売ることが目的ではなく、経営資源を網羅するという面で非常に有効な手法です。

ここで、第１章で紹介した経営資源の図を改めて見てみましょう。

ブックマーケティングは、費用はそれなりにかかりますが、『院長の代弁者』として経営で活躍するだけでなく、知的財産のコンテンツ、情報・データ、すべてになりえます。

## ブックマーケティングの威力

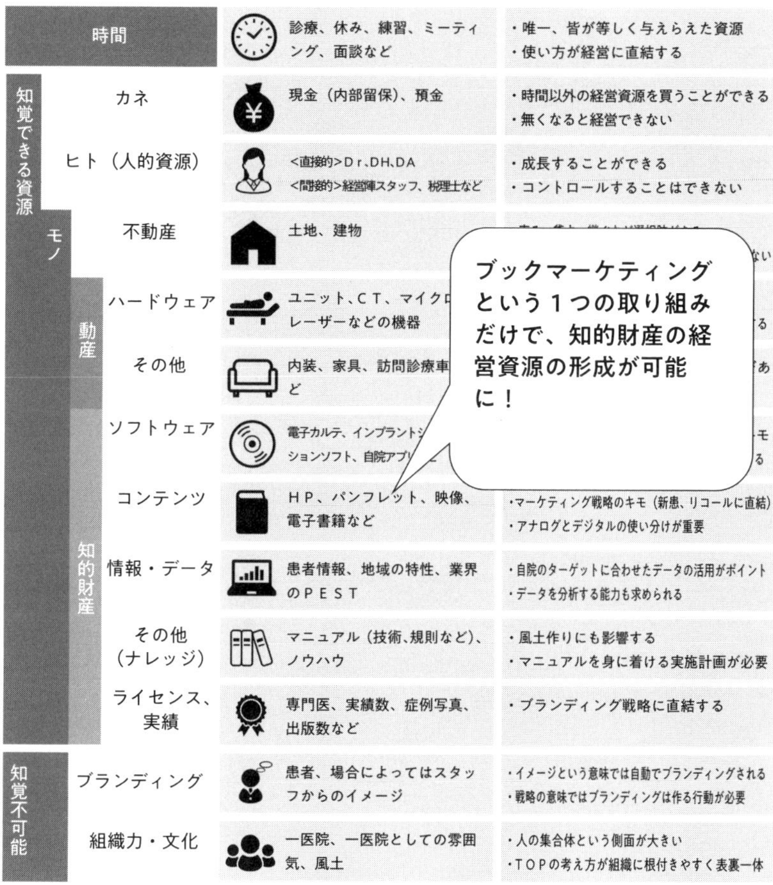
時間
診療、休み、練習、ミーティング、面談など
・唯一、皆が等しく与えらえた資源
・使い方が経営に直結する
知覚できる資源
カネ
現金（内部留保）、預金
・時間以外の経営資源を買うことができる
・無くなると経営できない
ヒト（人的資源）
<直接的>Ｄｒ、DH、DA
<間接的>経営陣スタッフ、税理士など
・成長することができる
・コントロールすることはできない
モノ
不動産
土地、建物
動産
ハードウェア
レーザーなどの機器
その他
知的財産
ソフトウェア
コンテンツ
ＨＰ、パンフレット、映像、電子書籍など
・マーケティング戦略のキモ（新患、リコールに直結）
・アナログとデジタルの使い分けが重要
情報・データ
患者情報、地域の特性、業界のＰＥＳＴ
・自院のターゲットに合わせたデータの活用がポイント
・データを分析する能力も求められる
その他（ナレッジ）
マニュアル（技術、規則など）、ノウハウ
・風土作りにも影響する
・マニュアルを身に着ける実施計画が必要
ライセンス、実績
専門医、実績数、症例写真、出版数など
・ブランディング戦略に直結する
知覚不可能
ブランディング
患者、場合によってはスタッフからのイメージ
・イメージという意味では自動でブランディングされる
・戦略の意味ではブランディングは作る行動が必要
組織力・文化
一医院、一医院としての雰囲気、風土
・人の集合体という側面が大きい
・ＴＯＰの考え方が組織に根付きやすく表裏一体
ブックマーケティングという１つの取り組みだけで、知的財産の経営資源の形成が可能に！

また、**著書をスタッフ教育に活用することで「マニュアル・教科書」として教育を施すことができます**から、理念の浸透にも大きく一役買ってくれます。スタッフが著書で学ぶことにより、患者へのカウンセリングも我流ではなく、書籍に沿って進めることが可能ですから、医院の言語統一という意味でも非常に有効です。

たった１つの施策で、『マニュアルでもあり広告宣伝でもあり、患者へのカウンセリングにもなる一生もののツール』として、これだけ多岐にわたる経営資源を形成することができるものは、他にはありません。だからこそ、ブックマーケティングは実施する価値が高いといえるのです。

ブックマーケティングに取り組むには、製作期間が約６カ月～10カ月と出版までに期間を要することや、自身で知識の棚卸しをするなどエネルギーを要することが挙げられますが、著書の制作過程で、読者ターゲットを絞る、発信したい内容を検討し選別する、などといった考察が、自身の開業と経営に関わる振り返りに非常に有効に働きます。

また、開業前に著書を作り上げることで、生活者にとって「著者の先生が近くに開業する」ともなれば、デンタルIQを上げる地域貢献としても大きく貢献でき、かつ、内覧会などの集患対策としても自費率向上の施策としても強力なツールになることは間違いありません。

ブックマーケティングに興味がある方は、アプローチのWebサイトにて実例を交えて詳しい解説をしておりますので、そちらをご覧ください。

□マーケティング施策も計画的に前もって行う
□ブックマーケティングは『辞めない右腕』『院長の代弁者』など多岐に機能する

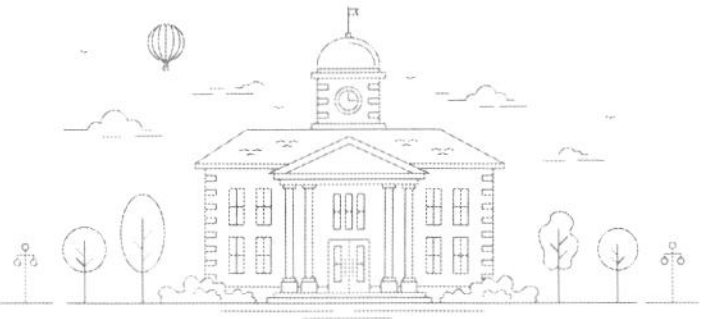

# ⑦マネジメント・教育
# （院長とスタッフ）

## ◎経営者になる心構えを備える期間

経営者として、スタッフとどのような関わりをしていけばよいのか、医院の成長戦略に合わせどのように人財を育成していくかなど、主にここでは５大経営資源の“ヒト”についての計画を実施します。この“ヒト”には、スタッフだけではなく、院長であり経営者になる、あなた自身の心構えを育む期間としても捉えてください。

また、プロジェクトプランを練るフェーズも、この『マネジメント』でスケジュールし、時間を確保するとよいでしょう。

前もって時間を確保し、自身で何をしたいか見えるようになっていると、周囲の人にもそれが明快に伝わりやすくなるため、開業準備段階で「一緒に働きたい」という人が現れやすくなり、採用が早期に決まることも少なくありません。

早めにオープニングスタッフとして採用が決まった方に関しては、実際の入職までの期間に、面談などの時間を月１回程度、定期的に確保しておくことが理想です。

開業までの進捗状況のすり合わせだけでなく、スタッフの様子を窺うことができ、事前に関係が築けることは、実際に勤務を開始する際の大変なプラスになります。

実際、採用が決まっても、開業前は勤務しているスタッフが多いでしょうから、休みの日に２時間程度の時間を確保してもらい、合意の下で課題を提示したり、提出してもらった内容を次回の打ち合わせでフィードバックし、また新たな課題を提示、といったやりとりをしたりすることで、開業までに人間関係と知識の“貯蓄”ができます。

開業前の練習や教育研修を行う場合、その様子を写真に撮り、ホームページやSNSでアップしていくと、医院の教育方針や姿勢が可視化され、マーケティング施策としても有効で対外的な信用性も高めることができます。

□早期にスタッフの採用が決まったら、入職前にも面談の機会を設定するとよい

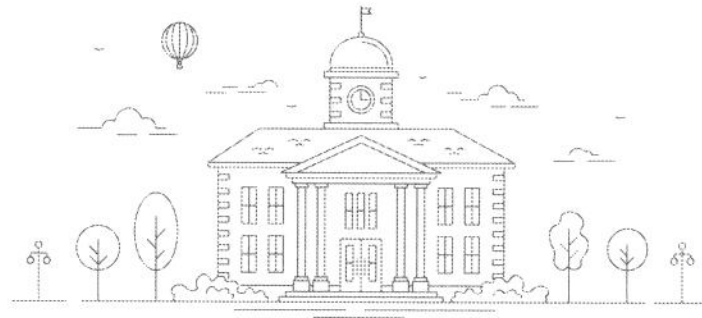

# ⑧内覧会企画

## ◎内覧会は、そもそも必要なのか

最近、「開業時からスタートダッシュしたい」「開業初月から黒字化したい」といったご相談が増えたため、マーケティング施策の一環で「内覧会」をプロデュースする機会が増えてまいりました。この“マーケティング施策の一環で”というところがポイントで、内覧会は開業前に行える教育（マネジメント）と、生活者に自院を位置付けるブランディング戦略の一端を担える大きなチャンスであると認識されたほうが、その後の経営にとって大きなプラスになると思います。

内覧会は、世の中に“内覧会業者”が存在するので、コストをかければ外注することもできますが、業者の実施内容でよく見かけるのは、学生のバイトがお揃いのジャケットを着て、ティッシュやアヒルのおもちゃを配り、２日間の内覧会で診療予約をなるべくとって、終了するパターンです。

私は、「これで100万、150万とかかるのか」と思うと、他の施策を検討されたほうが経営にとってプラスなのではないかと強く思います。

また、問題点はコスト面だけではなく、そのようなブランディングを自分自身でしていることに気づく必要があるという点です。

ブランディングの側面でお伝えすると、もし、医院の方針が「自費率を高めたい、高級路線で進めていきたい」であれば、ティッシュやおもちゃは、集患したい患者層にフィットするのか、作りたい医院のイメージなのか、ということです。

それならむしろ、内覧会を実施するにしても外注ではなく、院内スタッフと協力し、配布物なども内製で準備したほうが、開業前からコミュニケーションがとれ、各自の役割を分担する訓練もできるので、私はそちらをお勧めしています。

実際、先んじた準備と戦略の実践ができれば、内覧会未実施かつロードサイド立地の新規開業でも、事前予約130人以上、初月350人以上のカルテ枚数の達成（初月から200万円以上の黒字）をプロデュースしたケースもありますから、本質的には内覧会をやるかどうかではなく、先手を打ったブランディングのほうがよほど重要であると、毎回、先生方と開業を迎えるたびに実感しています。

□内覧会は開業の集患施策ではなく、ブランディング戦略の一環である

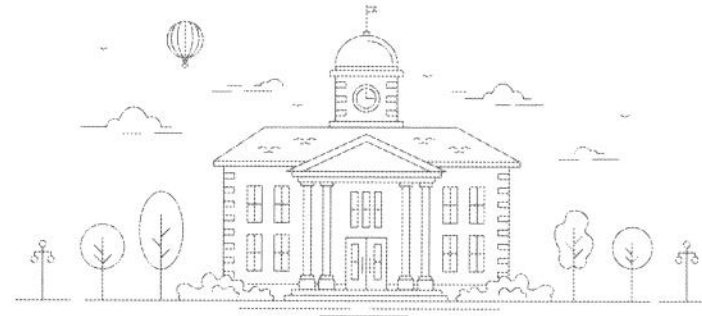

# ⑨開業前後の届け出

### ◎必要な届け出は忘れないように

文字通り、開業前後の各種届け出に関するスケジュールです。

竣工後の保健所の立ち入り、開設届け、施設基準の届け出など、各種の届け出が必要になりますので、これは忘れないように進めてください。

事務手続きのフェーズなので、こちらは特に留意する点はありませんが、Ｘ線の漏えい試験結果の提出など、開業する日付の１カ月以上前に試験を実施し、結果を提出する項目や施設基準を取るための研修がありますので、余裕のある準備を行ってください。

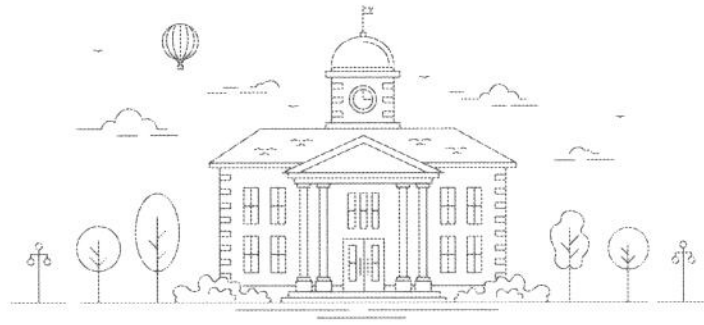

# ⑩戦略打ち合わせ

## ◎定期的に現在地を見直し医院の成長を維持する

開業後は、実際の新患数や企画の実績を、３カ月経過を見ながら行います。この打ち合わせは、開業準備時の「面談」の延長ですが、これを実施しないとPDCAサイクルでいうPDで終わってしまうので、改善が行えませんから、是非実施してください。

開業は医院経営のはじまりで、通過点です。**「スタートダッシュが決められてよかった」で終わらせるのではなく、重要なのは、その後の継続です。**

期待した数字通りに来院数が達成できているのか、まだ慣れていないスタッフと患者さんとの間に何かトラブルが発生していないかなど、定量的、定性的両面の状況を分析しながら、対策を打っていきます。マーケティング施策などについても、定期的に打ち出して終わりではなく、広告効果の経過を追う必要があります。

議題として一番大きいのは、売上の質についてです。目標の売上が大きい医院であれば、自費診療が見込める患者さんをリストアップし、その患者さんにどうカウンセリングをして自費診療を勧めるのかということを打ち合わせして準備します。

実際のシミュレーションにまで落とし込んだやりとりは、はじめは慣れていないので時間を要しますが、慣れてくると、すらすら答えが出せるようになり、自費を勧めることに抵抗が無くなります。

このように、戦略の打ち合わせは、目標と実績に関わる部分ですから、数字の話が中心です。そうすると、数字に偏った思考になり、当初のビジョンや想いなどを忘れがちになりますので、そういった時には、是非、プロジェクトプランの原点に立ち返っていただけるとよいかと思います。

**□売上目標は、月次目標まで落とし込んで計画するのが理想**

以上の３章と４章が、開業を戦略的に迎える準備の項目と、達成するスケジュールです。

物件探しで時期が前後することや、内装や設計などデザイン関係で悩む時間を要することもあるでしょう。また、時期や地域によっては台風の影響や感染症の拡大など、外部環境の変化により、医療機器が国外から入ってこないなど、想定していないことが発生することも多々あります。

ですが、スケジュールの本質的な意味は、目的地を明確にしてたどり着くことにありますから、途中で航路が変わったとしても、「次はこうしてみよう」「どうしたらできるんだろう」と軌道修正できる能力が、クリニック経営においても求められるのだろうと思います。

*Entrepreneur Spirit*

# 第5章
# ブランディングを実現するマーケティング

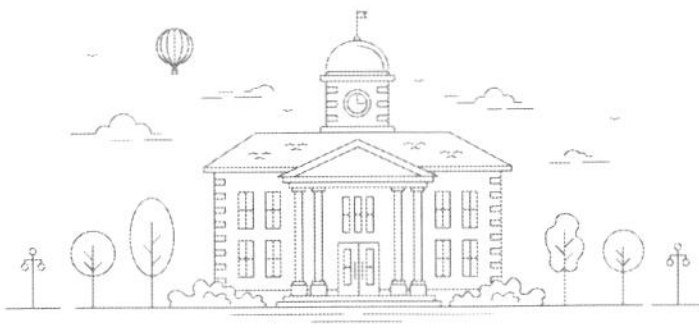

# 差がつくマーケティングに必要なこと

第３章、第４章では、歯科業界の背景をベースに、プロジェクトプラン（事業計画）の全体像をお伝えし、皆様の持っている歯科医院の開業と経営のイメージをアップデートする目的で、思考法も織り交ぜながらお伝えしてまいりました。

この５章では、経営をデザインする上でのマーケティングについて、より具体的な内容をお伝えしていきます。

まずはじめに、そもそもマーケティングとは何かを共有したいと思います。

インターネットで「マーケティング」を検索すると、様々な定義の存在に気づくことができますが、クリニック経営において、私たちが考えるマーケティングとは、

「経営をデザインする中で、創りたいブランドを確立させるための施策」

であり、達成できた究極の状態は「営業０」を目指すこと、と定義させてください。

この「経営をデザインする」とは、あなた自身のマネジメントフレーム

を作ることです。

例えば、４章で広告宣伝費や教育費の対売上比率についてお伝えしましたが、あえて、その理想率を振り切って、クリニックの採用力と周知力を高める目的で広告宣伝費率を15%にすることや、圧倒的な接遇と技術力を誇るクリニックにする目的でスタッフをドクターの海外研修に同行させる予算として教育費率を15%にすることも、経営をデザインする一環です。

そして、ブランディングとは、シンプルにお伝えすると「自分たちのことを、相手（ターゲット）にどう思って欲しいのか、イメージを作ること」です。この、「どう思って欲しいのか」がブランディング施策のミソです。施策の例は、本章で追ってご紹介します。

また、「営業０」の状態を目指すこととは、患者が来院した時点で「先生にお任せします」状態を目指すことです。つまり、患者側は「好きで来る」ので、継続的に、良好な関係が構築しやすく、お勧めしたい診療を提案しやすくなるので、日々の診療が非常に「楽」と感じることでしょう。

それでは、なぜ歯科医院のような医療機関で、ブランディングの施策が重要なのか、詳しく解説してまいります。

### ◎ブランドとは何かを知る

次ページの図をご覧ください。

歯科医院を、インターネットで検索したときのマップ画面です。これは極地的な一例ですが、マッピングされているだけでも、数多くのクリニックがひしめきあっていることがわかります。このような数あるクリニックの中で開業し、患者さんに利便性以外の理由で選ばれるために必要なのが

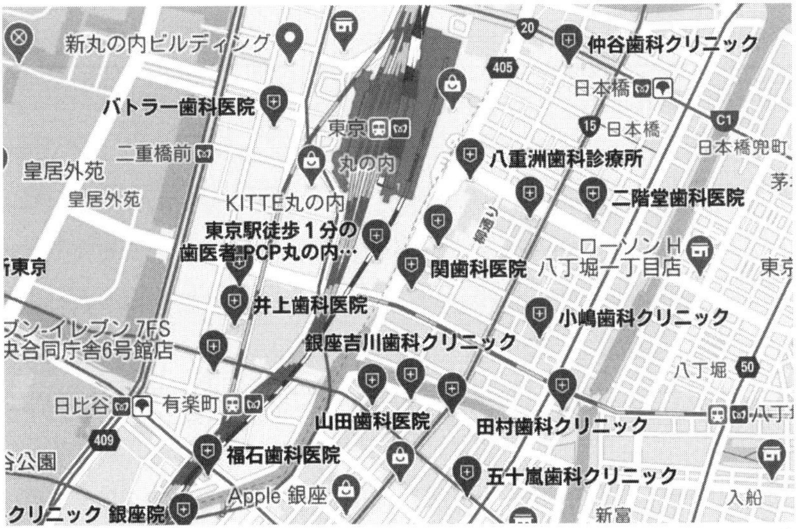

地図データ ©2020 Google 日本

「ブランド力」であり、選ばれるための具体的な施策として、マーケティングの施策が必要になります。

では、ブランドとは、そもそも何かを考えてみましょう。

ブランドとは、ルイ・ヴィトンやグッチのような高級ブランドだけを意味しているわけでもなければ、広告や宣伝によって飾り付けすることでもありません。

ブランドそれ自体は、いわばイメージの塊のようなものです。自身の実体験や、理念を具現化するような一貫性のあるデザインや、言葉遣いから感じることのできる、「心地よさ」や「空気、雰囲気」のようなものです。

私たちは、モノを選ぶとき、意識的かどうかにかかわらず、醸し出される「心地よさ」「雰囲気」といったブランドのイメージに影響され、結果的に選択しています。

この、人に選択をさせ、惹きつけるブランディングは、いわば「経営の武器」です。装備しようと思えば誰しもが装備できるという特徴を持っています。しかし、多くの方は、この強力な「武器」の使い方を正確に理解できていません。

例えば、クリニックのHPを作ること自体を、ブランディングやマーケティング施策だと誤認しているケースのように、誰しもが装備できる武器である「ブランディング」は、多くの場合に実装されていませんから、**経営におけるブランドの使い方を理解し実践できれば、大きなアドバンテージ**になります。

また、ブランディングによる一貫性・統一感に着手することで、医療機器の導入とは異なる、患者からの「あそこに行けば大丈夫」というイメージのように、お金で買うことのできない差別化を実現できます。カネという限られた経営資源を上手に振り分けるという意味においても、ローコストで継続的に差別化を実現できるブランディングの施策は、優先度が非常に高いと思います。

継続的に通う患者さんには、クリニックの利便性だけではなく、創りたいブランドに共感していただいたほうがリピーターもファンも増えるでしょうし、勧めたい診療も提案しやすくなります。であるならば、私はクリニックのブランディングに着手しない手はないと思います。また、ブランドに価値を見出すような患者さんほど、「ここ、よかったよ」とSNSの拡散などで価値観の近い知人の紹介を期待できます。

開業の準備では、土地や建築費用、医療機器の購入費用が大きなウエートを占めるので、つい、マーケティングの施策を軽視しがちです。また、これらの知識は学校や勤務先で教わることがありませんから、なおさらマーケティングの知識の有無が、ロケットスタートの分かれ目といっても過言ではありません。

### ◎安易に「価格勝負」に出ることのリスク

ブランドを確立するためのマーケティングの施策には「追随するマーケティング」と、「護り・伸ばすマーケティング」の２種類が存在します。

これから開業する方は、基本的に、先に開業した先駆者を追いかける後発の立場になりますから、「追随するマーケティング」からのスタートになります。

追随するマーケティングの段階では、先駆者が先にブランディングしている中に飛びこむカタチになります。ですから、後発は先発する競合と同じような策（または無策）をとっても、追いつき追い越すこと、つまり、シェアを獲得する時間を要してしまいます。

ここでキモとなるのは、自院のプロジェクトプランに沿って、競合と差別化を図ったブランディング戦略を練り、実践することです。それなしに、なんとなく綺麗なクリニックを作って、追随するマーケティングを行っても結局行き詰まることになり、最終的に勝負のしどころとして、「価格勝負」に着地することになります。つまり、値下げや常時キャンペーンという手法を選択してしまうことになるのです。

そうなってしまうと、価格の変えられない保険診療ではなく、自費診療で先駆者の価格を下回ろうとするのが自然な考え方なので、意図していなかった自費での薄利多売スタイルに陥りかねません。

確かに価格の安さは、患者さんにとっては十分にメリットになりますから、一定の効果は期待できます。しかし一方で、第１章でも共有した通り、新患はこれからどんどん少なくなる傾向にありますから、今後はますます新患の獲得が激化していきます。そうなったときに、価格を下げたことで、次のような３つの問題が発生します。

### 1．質より量は続かない

競合を価格で下回るほうが、当然受注がしやすくなります。一方、価格を下げて手元に多くの利益を残すためには、数を多くこなす必要があります。院長の年齢が若いうちは、体力があるので数をこなせると思いますが、徐々に「１日終わったときにはグッタリして、何もしたくない」という疲労感と、「これをいつまで続ければいいんだろう」というマンネリの壁にあたることでしょう。

### 2. 理想とする診療スタイルから遠ざかる

意図していなかった価格勝負に陥ることで、本来創りたい診療スタイル、つまり経営のデザインから遠ざかります。すると、元々創りたかったブランディングから遠ざかることになり、マーケティングの施策を実践することで得られるはずだったノウハウを失うことも大きなデメリットです。

### 3. 軌道の修正が困難になる

いったん患者さんに定着したイメージを脱却するには、膨大なエネルギーを要します。例えば、「リーズナブルな医院」として築かれたブランドを、疲労感とマンネリの壁にぶつかったからといって、急に「いいものを提供する高価な医院」にシフトしていくというのは、簡単なことではありません。

これらが、価格勝負に出ることによる大きなデメリットです。

あえて、フロントエンド商品としてホワイトニングを激安価格で集患メニューに使うなど、経営サイドがコントロールできていれば良いのですが、売上を上げる目的で価格勝負にシフトすることは、これらの副作用があるので注意していただければと思います。

□意図しなくてもイメージはついてしまう
□価格勝負をすると脱却が困難になる

### ◎選ばれ続けるために「護り・伸ばす」

なぜ、私が開業前からマーケティングやマネジメントに取り組むことを強調しているのかというと、「課題が発生してから修正するという労力をかけるよりも、はじめから伸ばすための施策に取り組んでおいたほうが、効果が高く、労力は少ない」と考えているからです。

(「渇して井を穿つ」という言葉がありますが、事が起こってから物事に着手すればいい、という姿勢は、経営のスタンスとしても、なるべく避けていただきたいところです。)

また、「患者が一定数つけば、施策はストップ」と思われる方もいると思います。しかし、忘れてはならないのが、開業した後は、逆に私たちが追われる立場になるということです。

ブランドイメージは、施策を打たなければ劣化し、陳腐化します。それは、ヒトの一種の「飽き」といえます。したがって、残念ながら、経営には「これだけ努力したから、大丈夫」という考えは存在しません。

追随される立場になったとき、「ブランディングが完成した」と安心していると、最新の施策を打ってくる後発組に一本、取られることになります。

ですから、くどいようですが、プロジェクトプランで継続的な資源配分を考慮し、実践を継続することが大切なのです。

ここまでの話をまとめると、本質的には、スタッフにも生活者にも「選ばれ続けるため」のデザインが、ブランディングの目的であることを念頭において、具体的なマーケティングの施策に着手することが、クリニックの二極化時代を乗り切るカギだといえます。

□比較検討され、選ばれるようにブランディングすることが重要
□感覚的・直感的な「好き」も大切

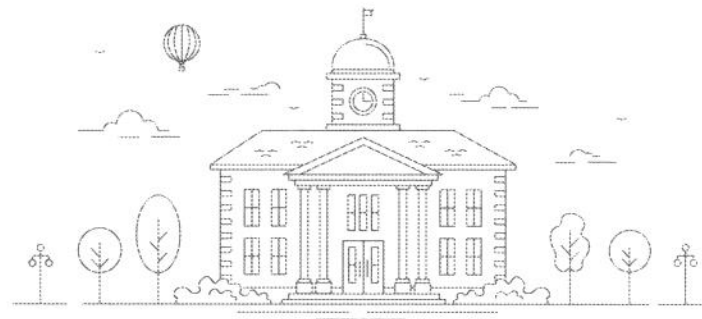

# 強力なブランディングを可能にするWebサイトの制作

### ◎Webサイト施策の必要性が増している

さて、ここまでは、医療機関の先生方に馴染みのあるホームページという言葉を使ってまいりましたが、ここから先はWebサイトと呼び方を変えてまいります。

何が違うのかというと、ホームページとは、ブラウザで開いた最初のページのことで、Webサイトは、クモの巣状のように、情報が張り巡らされたインターネットワークを意味するからです（Webの元々の意味がクモの巣）。

Webサイトは情報通信技術の進化とともに、世の中に急速かつ圧倒的に普及し、クリニック経営においても当たり前の時代になりました。加えて、スマートフォンが生活に浸透したことによって、Webサイトの重要性はますます大きくなっています。

実際に、PEST分析の一端として、現状を数字で確認してみましょう。

右ページの図の、スマートフォンのサービス利用率では、1位が情報検索87.7%、2位がニュース81.9%、3位は動画視聴66.0%となっています。

### スマートフォン等のサービス利用率

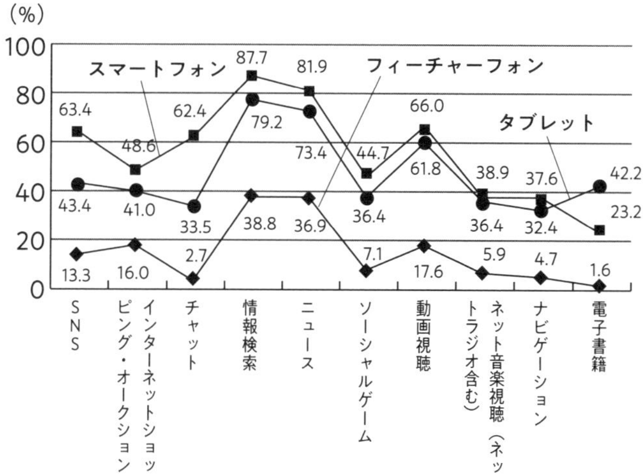


出典：総務省「ICT の進化がもたらす社会へのインパクトに関する調査研究」（平成 26 年）

### スマートフォン保有者の SNS・動画視聴・e コマースの利用状況

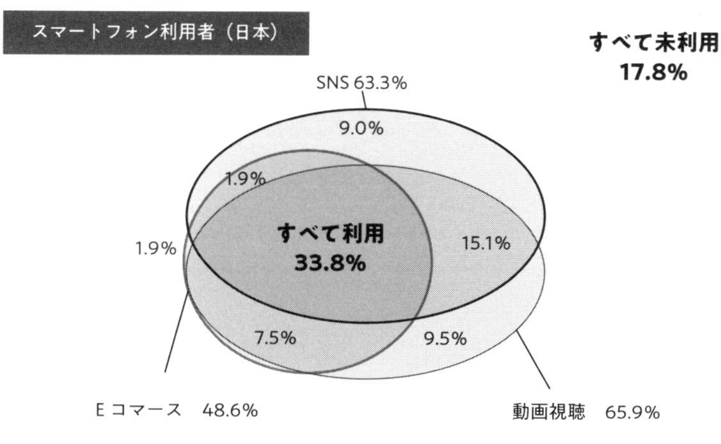


出典：総務省「ICT の進化がもたらす社会へのインパクトに関する調査研究」（平成 26 年）より作成

つまり、スマートフォンでWebサイトが検索されるようになったことが当たり前という側面に加えて、「生活者がスマートフォンで、ニュースや動画で情報を得ることが定着している」といえます。

年代別で見ても、総務省の「主なメディアの平均利用時間と行為者率」のメディアの平均利用時間と行為者率から読み取れる通り、ネット利用率の高さが新聞行為者と比較しても圧倒的です。

利用時間でいえば、平日でも1日平均の利用時間が112.4分、つまり2時間近くもネットを利用しているほど、定着しています。

つまり、生活者に選ばれる立場の医院にとって、Webサイトは「とりあえずあればいい」というものでは、既に無くなりました。

これまでの選ばれるための差別化といえば、医療機器への投資による医院の空間づくりや、スタッフへの接遇対策が真っ先に思い浮かぶと思います。しかし、近年ではその優先順位に、まず、「Web上で患者に選ばれるためにはどうすればよいのか」が食い込んできているということです。そういう意味でWebサイトは、生活者の入り口であると同時に、ブランディングの一端を担っているといえるでしょう。

私たちも飲食店など、良さそうなお店を検索するときに、いろんなお店を比較することと思いますが、それと同様に、医療業界でも、生活者に比較検討されることを前提に、Webサイトを作りこむ必要性が増しています。

□ Webサイトは最初の患者との接点であり、ブランディングの一端である

# 主なメディアの平均利用時間と行為者率

| | | 平均利用時間(単位:分) | | | | | 行為者率(%) | | | | |
|---|---|---|---|---|---|---|---|---|---|---|---|
| | | テレビ(リアルタイム)視聴 | テレビ(録画) | ネット利用 | 新聞閲読 | ラジオ聴取 | テレビ(リアルタイム)視聴 | テレビ(録画) | ネット利用 | 新聞閲読 | ラジオ聴取 |
| 全年代 | 2014年 | 170.6 | 16.2 | 83.6 | 12.1 | 16.7 | 85.5% | 16.8% | 73.6% | 34.3% | 9.0% |
| | 2015年 | 174.3 | 18.6 | 90.4 | 11.6 | 14.8 | 85.9% | 16.7% | 75.7% | 33.1% | 7.8% |
| | 2016年 | 168.0 | 18.7 | 99.8 | 10.3 | 17.2 | 82.6% | 17.8% | 73.2% | 28.5% | 8.3% |
| | 2017年 | 159.4 | 17.2 | 100.4 | 10.2 | 10.6 | 80.8% | 15.9% | 78.0% | 30.8% | 6.2% |
| | 2018年 | 156.7 | 20.3 | 112.4 | 8.7 | 13.0 | 79.3% | 18.7% | 82.0% | 26.6% | 6.5% |
| 10代 | 2014年 | 91.8 | 18.6 | 109.3 | 0.7 | 0.2 | 73.6% | 18.6% | 81.4% | 3.6% | 1.4% |
| | 2015年 | 95.8 | 17.1 | 112.2 | 0.2 | 2.6 | 75.9% | 16.5% | 83.8% | 2.9% | 2.9% |
| | 2016年 | 89.0 | 13.4 | 130.2 | 0.3 | 3.5 | 69.3% | 13.2% | 78.9% | 2.1% | 2.1% |
| | 2017年 | 73.3 | 10.6 | 128.8 | 0.3 | 1.5 | 60.4% | 13.7% | 88.5% | 3.6% | 1.4% |
| | 2018年 | 71.8 | 12.7 | 167.5 | 0.3 | 0.2 | 63.1% | 15.2% | 89.0% | 2.5% | 1.1% |
| 20代 | 2014年 | 118.9 | 13.8 | 151.3 | 2.4 | 9.4 | 72.4% | 15.4% | 91.0% | 12.0% | 3.8% |
| | 2015年 | 128.0 | 15.8 | 146.9 | 2.1 | 6.4 | 77.4% | 13.0% | 91.6% | 10.3% | 5.3% |
| | 2016年 | 112.8 | 17.9 | 155.9 | 1.4 | 16.8 | 70.3% | 18.9% | 92.6% | 6.7% | 5.8% |
| | 2017年 | 91.8 | 13.9 | 161.4 | 1.4 | 2.0 | 63.7% | 14.4% | 95.1% | 7.4% | 3.0% |
| | 2018年 | 105.9 | 18.7 | 149.8 | 1.2 | 0.9 | 67.5% | 16.5% | 91.4% | 5.3% | 0.7% |
| 30代 | 2014年 | 151.6 | 15.6 | 87.6 | 4.1 | 5.4 | 86.7% | 17.3% | 87.7% | 21.9% | 5.7% |
| | 2015年 | 142.4 | 20.3 | 105.3 | 3.5 | 15.3 | 80.5% | 18.9% | 90.7% | 19.3% | 6.4% |
| | 2016年 | 147.5 | 18.6 | 115.3 | 3.8 | 15.4 | 79.8% | 18.7% | 88.4% | 18.2% | 5.1% |
| | 2017年 | 121.6 | 15.3 | 120.4 | 3.5 | 4.3 | 76.5% | 15.5% | 90.6% | 16.6% | 2.3% |
| | 2018年 | 124.4 | 17.4 | 110.7 | 3.0 | 9.4 | 74.1% | 19.1% | 91.1% | 13.0% | 4.3% |
| 40代 | 2014年 | 169.5 | 14.2 | 82.5 | 9.3 | 19.4 | 87.5% | 17.8% | 80.7% | 37.1% | 8.3% |
| | 2015年 | 152.3 | 15.8 | 93.5 | 8.8 | 13.7 | 86.5% | 16.6% | 85.3% | 34.2% | 6.5% |
| | 2016年 | 160.5 | 23.2 | 97.7 | 8.0 | 17.2 | 86.4% | 23.3% | 78.4% | 27.8% | 9.3% |
| | 2017年 | 150.3 | 19.8 | 108.3 | 6.3 | 12.0 | 83.0% | 17.3% | 83.5% | 28.3% | 7.9% |
| | 2018年 | 150.3 | 20.2 | 119.7 | 4.8 | 16.6 | 79.2% | 18.8% | 87.0% | 23.1% | 7.4% |
| 50代 | 2014年 | 180.2 | 18.4 | 68.0 | 16.3 | 13.5 | 90.0% | 17.3% | 69.4% | 51.2% | 8.6% |
| | 2015年 | 219.8 | 18.6 | 74.7 | 17.0 | 10.7 | 92.8% | 15.8% | 68.5% | 48.8% | 8.0% |
| | 2016年 | 180.6 | 17.0 | 85.5 | 14.4 | 19.8 | 86.9% | 14.8% | 68.5% | 41.0% | 8.5% |
| | 2017年 | 202.0 | 19.1 | 77.1 | 16.3 | 19.5 | 91.7% | 16.1% | 76.6% | 48.1% | 9.1% |
| | 2018年 | 176.9 | 20.8 | 104.3 | 12.9 | 17.2 | 88.5% | 20.6% | 82.0% | 43.9% | 9.3% |
| 60代 | 2014年 | 256.4 | 17.8 | 32.2 | 31.3 | 40.3 | 93.7% | 15.2% | 40.5% | 59.5% | 20.5% |
| | 2015年 | 257.6 | 22.6 | 35.7 | 29.6 | 30.6 | 95.2% | 18.3% | 43.0% | 62.0% | 14.5% |
| | 2016年 | 259.2 | 18.4 | 46.6 | 25.8 | 23.4 | 92.2% | 15.0% | 41.7% | 55.4% | 14.7% |
| | 2017年 | 252.9 | 20.0 | 38.1 | 25.9 | 17.3 | 94.2% | 16.6% | 45.6% | 59.9% | 9.5% |
| | 2018年 | 248.7 | 27.3 | 60.9 | 23.1 | 22.8 | 91.6% | 19.7% | 59.0% | 52.8% | 11.7% |
| 休日 | | | | | | | | | | | |
| 全年代 | 2014年 | 228.9 | 30.5 | 100.6 | 14.2 | 12.2 | 86.9% | 23.7% | 72.1% | 36.5% | 6.5% |
| | 2015年 | 231.2 | 33.9 | 113.7 | 13.0 | 11.9 | 86.6% | 24.5% | 74.2% | 34.9% | 6.7% |
| | 2016年 | 225.1 | 32.9 | 120.7 | 11.9 | 7.4 | 85.7% | 25.1% | 73.8% | 30.3% | 4.8% |
| | 2017年 | 214.0 | 27.2 | 123.0 | 12.2 | 5.6 | 83.8% | 22.2% | 78.4% | 30.7% | 4.5% |
| | 2018年 | 219.8 | 31.3 | 145.8 | 10.3 | 7.5 | 82.2% | 23.7% | 84.5% | 27.6% | 5.1% |
| 10代 | 2014年 | 147.4 | 45.0 | 180.5 | 4.1 | 1.3 | 75.7% | 34.3% | 83.6% | 6.4% | 0.7% |
| | 2015年 | 155.8 | 30.6 | 221.3 | 0.4 | 0.6 | 74.1% | 25.2% | 88.5% | 3.6% | 0.7% |
| | 2016年 | 122.9 | 25.9 | 225.7 | 0.9 | 0.5 | 77.1% | 23.6% | 84.3% | 3.6% | 1.4% |
| | 2017年 | 120.5 | 20.6 | 212.5 | 0.5 | 3.6 | 66.2% | 19.4% | 92.1% | 3.6% | 1.4% |
| | 2018年 | 113.4 | 28.6 | 271.0 | 0.9 | 0.7 | 67.4% | 27.7% | 91.5% | 3.5% | 2.1% |
| 20代 | 2014年 | 161.4 | 24.4 | 194.9 | 2.8 | 3.4 | 73.3% | 20.8% | 88.7% | 11.8% | 2.3% |
| | 2015年 | 155.4 | 34.6 | 210.0 | 2.0 | 4.4 | 79.9% | 24.7% | 91.8% | 9.1% | 4.1% |
| | 2016年 | 152.7 | 26.0 | 216.1 | 3.2 | 8.9 | 74.2% | 23.5% | 94.9% | 8.3% | 3.2% |
| | 2017年 | 120.3 | 26.6 | 228.8 | 2.4 | 2.9 | 67.6% | 24.5% | 97.7% | 7.9% | 2.3% |
| | 2018年 | 151.0 | 32.8 | 212.9 | 2.1 | 2.1 | 66.5% | 24.9% | 95.7% | 6.2% | 2.4% |
| 30代 | 2014年 | 197.5 | 35.2 | 101.7 | 4.9 | 3.1 | 86.8% | 26.3% | 86.8% | 18.9% | 3.6% |
| | 2015年 | 197.1 | 36.9 | 131.3 | 5.1 | 9.2 | 85.1% | 26.2% | 92.4% | 20.0% | 4.7% |
| | 2016年 | 202.5 | 34.8 | 119.5 | 3.9 | 3.2 | 85.0% | 24.7% | 86.9% | 18.4% | 2.2% |
| | 2017年 | 166.9 | 26.4 | 136.0 | 3.8 | 2.8 | 79.4% | 21.8% | 90.5% | 14.1% | 1.9% |
| | 2018年 | 187.2 | 26.6 | 150.2 | 3.5 | 3.9 | 79.8% | 19.1% | 92.6% | 11.7% | 3.5% |
| 40代 | 2014年 | 233.9 | 28.8 | 82.9 | 12.5 | 9.6 | 90.4% | 26.7% | 78.2% | 41.6% | 4.3% |
| | 2015年 | 208.6 | 34.9 | 91.9 | 9.8 | 5.9 | 85.5% | 27.7% | 80.0% | 34.2% | 3.5% |
| | 2016年 | 222.4 | 48.1 | 117.1 | 10.1 | 4.5 | 86.3% | 34.2% | 80.8% | 32.3% | 4.2% |
| | 2017年 | 213.3 | 31.6 | 109.2 | 7.6 | 4.7 | 83.8% | 25.2% | 84.4% | 29.6% | 5.0% |
| | 2018年 | 213.9 | 39.0 | 145.3 | 6.4 | 8.2 | 82.7% | 25.9% | 90.4% | 25.3% | 3.4% |
| 50代 | 2014年 | 265.3 | 37.8 | 73.7 | 19.1 | 14.3 | 91.8% | 22.7% | 66.3% | 54.5% | 8.6% |
| | 2015年 | 300.1 | 35.7 | 70.4 | 18.0 | 11.3 | 93.4% | 24.5% | 65.0% | 53.7% | 7.0% |
| | 2016年 | 250.4 | 29.7 | 80.1 | 15.6 | 8.4 | 90.4% | 24.6% | 65.0% | 42.3% | 4.2% |
| | 2017年 | 265.7 | 30.8 | 82.4 | 16.1 | 7.4 | 93.4% | 23.3% | 73.3% | 44.6% | 5.8% |
| | 2018年 | 260.8 | 22.9 | 115.0 | 15.3 | 10.4 | 91.9% | 21.5% | 80.7% | 42.2% | 7.0% |
| 60代 | 2014年 | 310.3 | 19.6 | 33.5 | 33.4 | 33.2 | 94.3% | 16.0% | 39.3% | 64.7% | 15.3% |
| | 2015年 | 317.1 | 29.7 | 37.1 | 33.2 | 31.7 | 94.0% | 19.3% | 40.0% | 66.7% | 16.3% |
| | 2016年 | 325.1 | 26.7 | 43.3 | 28.9 | 15.5 | 93.7% | 18.5% | 42.6% | 56.4% | 10.9% |
| | 2017年 | 320.7 | 23.6 | 44.6 | 33.0 | 10.2 | 96.7% | 18.1% | 46.1% | 62.8% | 7.9% |
| | 2018年 | 315.3 | 34.6 | 64.3 | 26.1 | 14.1 | 93.0% | 24.4% | 63.2% | 56.9% | 10.0% |

出典：総務省情報通信政策研究所「平成29年情報通信メディアの利用時間と情報行動に関する調査」

### ◎これからは「動画」ではなく「映像」の時代

では、具体的に「生活者に選ばれるWebサイト」を作るにはどうすればよいでしょうか。

先の総務省のサービス利用率のグラフをご覧ください。重要なので繰り返しますが、1位が情報検索87.7%、2位がニュース81.9%、3位は動画視聴66.0%となっています。

この中で、「主なメディアの平均利用時間と行為者率」でも10代から50代にかけて圧倒的、かつ平均でも60%以上が利用している3位の「動画視聴」に、差別化のカギがあります。さらにいえば、ブランディングするためには、Webサイトに「動画」ではなく「映像」を定期的に載せることが重要です。

私たちにとっての「動画」とは、スマホのカメラで撮影し、編集をしていないようなものを示します。一方、**「映像」は、「ストーリーが存在し、シーンのつなぎやその映像で伝えたい想いがあるもの」**です。例えると、ホームビデオとドラマや映画のような違いがあると考えていただければいいでしょう。

また、動画は、撮影時の音声や物音などがダイレクトに入ることが多いですが、映像は、必ずしも音声を入れる必要はなく、編集やＢＧＭでイメージを整えることができる違いもポイントの1つです。

どちらについても特徴を押さえ、違いを知り、使い分けすることが一貫性のあるブランディングを達成するために重要です。

それでは、次にWebサイトと映像を連携する際に、お勧めの映像シーンを紹介してまいります。

### ◎　選ばれるための「映像」シーン10種

私たちが推奨している「映像」のシーンの例を10個、それぞれのシーンの目的と合わせてご紹介します。

1．プロモーション編
2．クリニック設備紹介　外装・内装編
3．来院イメージ編
4．滅菌・感染症対策編
5．採用強化編　1
6．採用強化編　2
7．院長のコンセプトインタビュー編
8．自費診療のこだわり編
9．患者さんの感想編
10．待合室で投影するプロモーション編

#### 1．プロモーション編

目的：ブランディング強化、初診時の緊張感軽減で来院しやすくする。

クリニックの自己紹介としての映像です。医院の全体像が掴める、総合的な映像を制作すると良いでしょう。

#### 2．クリニック設備紹介　外装・内装編

目的：ブランディング強化、自院のPR力を高める。

駐車場などクリニックの外側、待合室や医療機器など内側を紹介します。

新規開業時やリニューアル、医療機器を導入するタイミングでの制作がお勧めです。

### 3．来院イメージ編

目的：患者さんが事前に、医院を訪れるイメージを持っていただき、まるで訪れたことがあるかのような安心感につなげる。

患者さんの目線で、入り口から受付、待合室からカウンセリングルームへ……といった、一連の流れを事前にイメージできるように制作します。スタートは、最寄り駅などからでも良いでしょう。これによって、近隣でクリニック探しをしている生活者にも、好印象と「知っている」という安心感を提供できます。

生活者が視認しにくいビル高層のテナント施設や、路地裏の立地など、認知性を向上したいクリニックに特に推奨しているシーンです。

### 4．滅菌・感染症対策編

目的:来院時にPRしにくい滅菌･感染症対策で、患者の安心感を高める。

もはや、時代背景も重なって、感染症対策を発信することが、「外せなくなった」といっても過言ではありません。対策の映像化によって、患者さんの安心を獲得でき、比較検討された場合でも有効ですから、クリニックの感染対策の映像は今後マストといえるでしょう。

### 5．採用強化編　1

目的：採用力強化・応募数増加。

求職者に“スタッフの1日の勤務シーン”をWeb上で見せ､「勤務イメー

ジ」を創ることで、採用力を強化し、他院と差別化します。

求職者が実際の院内や、スタッフの様子を映像で見られることで、求職者がその中に入るイメージができ、採用後の「思っていた医院（人）と違った」というミスマッチも防止できます。他医院との差別化という側面でも強力なツールであり、スタッフ向けのコンセプトムービーとしての位置付けにもなるため、医院の印象を面接前から向上させることができます。

開業前であれば、クリニックの引き渡し後や、内覧会が撮影のタイミングとして推奨されます。

### 6. 採用強化編　2

目的：採用力強化・応募数増加。

強化編１は、勤務する１日の流れがメインですが、２では、１人の衛生士にフォーカスして制作します。働いている感想や、仕事のやりがいなどをインタビューすることで、「こんな先輩に教わりたい、私もこうなりたい」など、成長意欲を刺激することができます。

また、勤務医を採用したい場合は、歯科医師にフォーカスするなど目的によって応用が利きます。強化編の１と２を組み合わせて、同じ採用のページ内で紹介できると、より採用力が強化できます。

法人化や規模拡大路線によって、一定のスタッフ数を必要とするクリニックに向いています。

### 7. 院長のコンセプトインタビュー編

目的：院長自身をブランディング化。

強い箔づけができ、ブランド力の強化につながります。こちらは身近で顕著な例だと、湘南美容外科や高須クリニックが挙げられます。両者ともに、映像をＣＭに使用し、強烈なインパクトを残しています。生活者は無意識に「みたことがある人だ！」と感じるので、患者をファン化したい場合にも有効です。

### ８．自費診療のこだわり編

目的：自費率の向上。

「インプラント編」「矯正編（マウスピース）」など、クリニックが取り組んでいきたい診療に特化して制作します。カウンセリング時に見せる映像としても２次的に利用することができ、その場合は、説明形式の要素を増やすと、カウンセリングのたびに同じ説明をする時間もカットできます。本章で後述するブックマーケティングと合わせると非常に強力なカウンセリングツールになります。

### ９．患者さんの感想編

目的：自費率の向上。

実際にインプラントやホワイトニングなどを受けた患者さんに「治療する前と後でどう気持ちや生活が変わったのか」などのインタビュー映像を集めることで、治療を検討している生活者の後押しをすることができます。インタビュー映像に出てくれる患者さんがいるかどうかというハードルはありますが、実現できると非常に有効です。８の自費のこだわり編と組み合わせると相性が大変良く、高い相乗効果が期待できます。

## 10. 待合室で投影するプロモーション編

目的：自院の知識を向上してもらう。

待合室で、頻繁にアニメーションで治療の案内やテレビ番組を流しているシーンをよく見かけますが、ブランディングという意味合いでは、１から９の総集編を20分ほどの映像にして流すほうが、圧倒的に優先順位が高いと思います。患者さんに、よりクリニックを知ってもらう、好きになってもらうという意味合いでも、待合室で流す映像の選択にも心を配りましょう。

以上、例としてWebサイトに載せる映像10個のシーンを紹介しました。

動画と違い、**映像は目的や効果を狙える「最強のWebの営業マン」**です。いったん制作すれば、宣伝し続けてくれるという凄まじいメリットを隠し持っているので、Webサイト制作と合わせて着手しない手はありません。

制作する上での注意点として、経営のコンセプトを理解し、撮影と制作に取り掛かれる撮影・制作陣なのかなど、見極めに留意する点は多いのですが、ポイントは「ヒト」と「ストーリー」です。この２つを押さえて、経営者の「想い」を映像から提供することができると、非常に長期間にわたって強力な武器になります。このポイントは、必ず押さえて制作することをお勧めします。

また、ここまでを読んで、「いやいや、映像なんていいよ。Webサイトだけで」という方も中にはいらっしゃることでしょう。しかし、現代は幼児期からスマホやiPadを使っていることが当たり前の時代になっています。

先程のネットの平均利用時間を見ても、ネットに依存しているとも言える10代、20代が次第に30代になり、開業する世代になります。

そのとき、今の30代は40代、50代となり、後発組の「当たり前」に飲み込まれることになるでしょう。

採用面でも、新卒は20歳になったばかりのスタッフですから、新卒世代の価値観にクリニック側が合わせられなければ、患者さんにもスタッフにも選ばれる機会が減ってしまうということです。

大切なので繰り返しますが、困って課題解決に取り組むよりも、課題を見越して先手必勝、「先にやってしまおう」という心掛けが大切です。

- □生活者によって映像を見ることは当たり前になっている
- □映像は「最強のWebの営業マン」である
- □映像制作には「ヒト」と「ストーリー」が重要

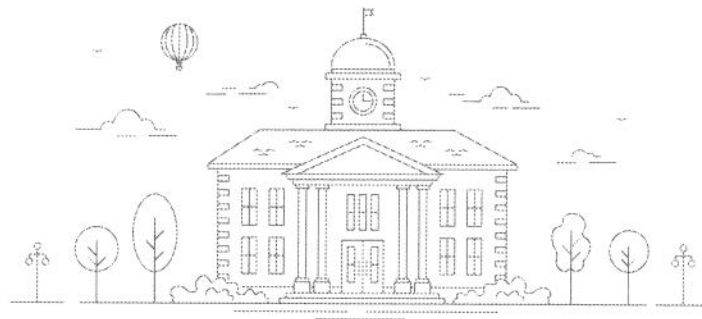

# Webサイト制作＋特化型LP制作へ

## ◎医院の専門性をアピールして選んでもらう

さて、ここまで経営にはデザインが重要で、経営の一端を担うマーケティングにはブランディングが重要であることをお感じいただけたかと思います。本書は、開業前から経営の全体像を掴んでいただくことを目的としているので、ブランディングについての詳細は別の機会をいただければと思いますが、ここで少し、Webサイトの活用の先、ランディングページ（LP）のご紹介をしておきます。

LPとは、一言でいうと「特化型サイト」のことです。例えるなら、Webサイトが総合的なスーパーマーケットで、LPは「野菜専門店」「包丁専門店」のような位置付けです。

このLPを歯科業界で活用する方法は、例えばインプラント専門LP、スタッフ採用専門LP、矯正治療専門LPなど、大変、幅の広い応用が利きます。

インプラントを検討している生活者にとっては、総合的な歯科医院よりも専門的な歯科医院を選びやすいものです。求職者にとっては、グッピー

ランディングページの位置付け

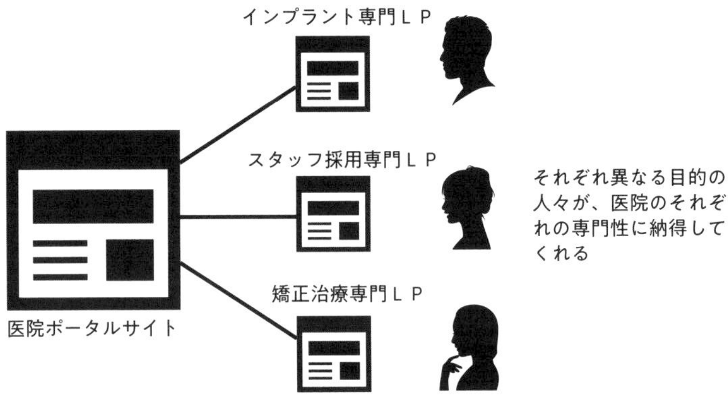


LP は、医院の専門性の代弁者

などの求職サイトの記事を見るよりも、採用に特化したページがあるだけで「ただの求人募集とは違う」と感じさせることもできます。

私が推奨する Web サイトと LP の活用は、クリニックの総合的な Web サイトをプラットフォームとして使い、LP に派生する方法です。

保険、自費にこだわらず、クリニックの裾野を広げるために、LP の活用は非常に有効といえるでしょう（例：映像 採用強化編 1、2 ＋ 採用 LP)。

- □ Web サイトは総合的に、LP は専門的に制作する
- □ LP は治療特化だけでなく、採用専門ページとしても活用できる
- □応用編として、映像を LP と組み合わせるとさらに強化できる

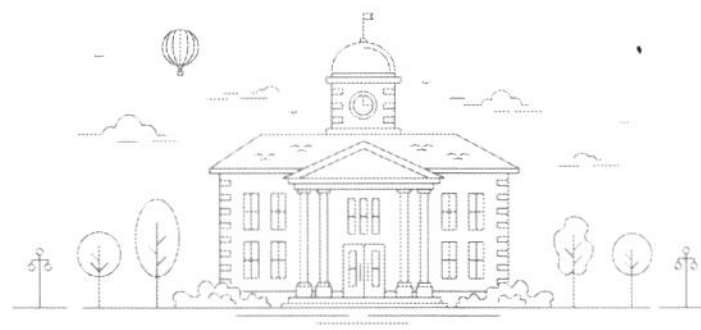

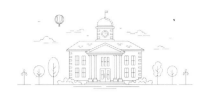

# ブックマーケティングでブランディングする「威力」と「魅力」

## ◎経営をデザインする中での、ブランディング施策の一貫

第４章でも少しご紹介しましたが、ブックマーケティングは、「出版し、ブランディングに活かすマーケティング手法のこと」です。つまりは、「著者として出版する」ということになります。

ここで気を付けていただきたいのは、「出版すること」自体をゴールにしないことです。

あくまで経営をデザインする中での、ブランディングの一貫として、「出版する」というフェーズが存在し、その戦略をブックマーケティングと呼びます。

多くの方が、「出版するって、本を書くことでしょ？　それは難しい」と思われるかもしれませんが、現代では話したことを文字に起こしてくれる「ライター」が存在し、伝えたことを文章として整えてくれるので、出版のハードルは非常に下がっています。

さらに私たちは、伝えたことを文章に起こすライターから進化した「スクライバー」を抱え、新たにブックマーケティングを提案しています。ス

クライバーとは、「著者が言葉にできないような意図や思い、実際に抱えている経営の問題に、この書籍の出版が解決につながるのか」といった、本質的な課題に向き合える、戦略と感性を両立したチームのことです。「どうしたら著者の想いが届けられるのか」がチームのテーマですから、Amazon流通や書店での販売戦略にとどまらないプランニングが、スクライバーの強みです。

### ◎ブックマーケティングの７つの魅力

先程、「映像は『最強のWebの営業マン』である」とお伝えしました。これになぞらえると、「ブックマーケティングは、『最強の教育ウェポン』」といえるでしょう。ここで、教育する対象は、スタッフだけではなく、患者さんや生活者も含まれます。

ここで、ブックマーケティングの７つのメリットをまとめましょう。

1. 著者としての箔を手に入れることができる
2. 書籍が医院の共通言語となるので、スタッフ教育が容易になる
3. 知識を共有する教科書としての機能を獲得できる
4. 患者教育に活用でき、カウンセリング時間の短縮につながる
5. 自費の決定率の向上が期待できる
6. マーケティング面で、PRする最高の媒体となる
7. 著者自身の考えの棚卸しができる

## ◎１．著者としての箔を手に入れることができる

自著を出版することで、「歯科医師の先生」以外に「著者としての先生」という箔を手に入れることができます。「本を出している先生」としての位置付けになりますので、出していない先生と圧倒的な差別化ができます。

箔をつける意義は、何も人から尊敬されるため、というわけではありません。患者さんに最良の治療を選んでもらうためには、どうやったら背中を押してあげられるのかという観点からきています。「先生が言うなら間違いない」というバックグラウンドを作ることで、患者さんとの信頼関係づくりの一端を箔が担ってくれます。

これは、歯科医院だけに限ったことではないと思いますが、生活者の本音は、「どこのクリニックを選んだらいいのかわからない」だと思います。映像を組み込んだWebサイトも、ブックマーケティングによる著者としての箔も、患者さんに「ここだよ」という道標を示し、「ここにしよう」という選択をお手伝いするためのツールなのです。

ヒトの「印象」は目には見えませんが、実際の来院時に「本」という具体的な形でお渡しすることで、患者さんにとってそれが具体的なエビデンスとなり、「良いところに行った」という体験として残すことができます。

さらに、その書籍が患者側の悩みとマッチしていれば、読んでいただくだけで、診療時間外に、自然と「教育・宣伝・カウンセリング」の３つが実現できるのです。

そうなれば、次回の来院時には最初から「これでお願いします」という言葉ではじめられ、診療時間内には、重要な点についてしっかり伝えることができるようになります。

さらに、スタッフも共通言語として本をベースに患者と話ができますから、診療時に本を開いて説明することもできますし、説明がスタッフごとに大きく違うということも避けられます。まさに「最強の教育ツール」であり、著者の分身といえます。

ブックマーケティングを実施する際、私たちは、本を出すか出さないかというところに論点は置きません。著者の想いを基盤としながらも、最短で最良のブランディングと経営効果を得るためにどうすればよいかという観点で検討します。

この観点に従えば、私は複数人の院長で共同出版のような形で１冊の本を出版することは勧めていません。医院独自の共通言語の教育ツールとしてのメリットが失われますし、それぞれの考え方に矛盾も生じます。それは出版ではなく「掲載」に近いもので、生活者側へのアピール性は弱くなります。

やらないよりは、やったほうがましかもしれませんが、その際は、毎年掲載を継続するなどして、実績数を稼ぐことをお勧めします。

### ◎２．書籍が医院の共通言語となるので、スタッフ教育が容易になる

私たちがよくいただくご相談が「院内でのミーティングをしたいのですが、何をすればいいでしょうか」というものです。これを継続的に解決できるのが、院長の書籍です。

院長の考えが詰まった書籍、つまり、組織のトップの考えが詰まったバイブルです。

**これは、もはやマニュアルを超え、クリニック専用の教科書です。**

ミーティングで読み合わせし、意味をお互いにシェアし、理解を深める。これは本を読む習慣にもなり、院長の考えていることを理解できたスタッフは、勤務中にも「院長ならこう言うだろうな」という思考が自然にできるようになり、患者さんとの会話にも困らなくなるでしょう。

### ◎３．知識を共有する教科書としての機能を獲得できる

先述した通り、ミーティングでの読み合わせなどの活用方法が一例ですが、教科書としての機能を持たせることができるので、院長が直接教えなくてもよくなります。

学校でも、教科書の著者ではなく、内容と意図を理解した先生が生徒に教えるというスタイルで、昔も今も、成り立っています。

院長自身が楽になる、というだけではありません。ここで強力なメリットとして挙げられるのは、院長の書籍を読んで教えるスタッフが、さらに院長の考えに理解を深めることができるため、例えば衛生士といった通常の業務以外にもやりがいを感じられるようになるということです。さらに、いきいきとしている先輩を見て後輩は憧れるという良いスパイラルが生まれ、定着率の向上も期待できます。

また、「院長の書籍で学んでいる」ということなので、決して汎用的な、丸投げ教育ではないという点もメリットといえます。

### ◎４．患者教育に活用でき、カウンセリング時間の短縮につながる

例えば、「部分矯正」をテーマにした書籍でブレイクしている鈴木先生は、カウンセリング時に、書籍をベースに短時間でカウンセリングしています。

市販されているアニメーションや自前で用意したパワーポイントの資料

をiPadですらすら見せていく紙芝居形式では、患者さんは「プレゼンがはじまった……」と、定型の説明を聞かされているという印象を持つかもしれません。

一方、患者が相談した内容に応じ、「あそこに書いてあるな」と書籍の該当ページを開きながら、独自のイラストを用いて解説すれば、患者さんはきっとファンになるでしょう。

お持ち帰りいただいて、手元に置いてもらえる点もポイントです。

### ◎5．自費の決定率の向上が期待できる

前述の通り、ファンになった患者さんは、２回目の来院時に、「これでお願いします」と、書籍をカタログのように使って、伝えることができます。

美容室で、希望するヘアスタイルを伝える場合でも、「後ろ６㎜でいいですか」「前髪１cmぐらいカットしますね」と言われても、なかなかイメージが湧きませんが、カタログで「これと同じで」と伝えれば、すんなり伝わります。

書籍はWebサイトと違い、宣伝広告ではないので、術前・術後の写真を金額と合わせて載せることも可能です。症例写真が乏しい場合でもイラストで表現すれば、患者サイドから見てわかりやすくて親切です。この心配りが不安感を取り除き、自費の成約率に一役も二役もかってくれます。

### ◎6．マーケティング面で、PRする最高の媒体となる

Webサイトに書籍を紹介するページを作ってもよいですし、院内にポスターを作って紹介してもよいでしょう。このようにブランディングする場の拡張性が高いこともブックマーケティングの特徴です。

書籍ですから、紀伊国屋書店やジュンク堂書店などの全国チェーンの書店で販売することも可能です。また、Amazonで販売されると、先生の名前でWeb検索がされたときに、Amazonのページが検索結果の上位に表示され、書籍を書いている先生だと認識され、ブランディング・広告宣伝としての存在意義も大きく期待できます。

### ◎7．著者自身の考えの棚卸しができる

実は、私はこのメリットが一番大きいと思います。

本を書くには、

**・誰に届けたいのか**

**・何を届けたいのか**

**・その読者ターゲットが知りたいことと、伝えたいことは一致しているのか**

など、マーケティング面で考えを言語化し、棚卸しする作業が必要になるからです。これから開業を控える先生にとっては、その作業はターゲットを考える大変貴重な機会にもなり、既に開業されている先生にとっては、実は今までのターゲットが明確でなかったなど、多くの気づきを得られる機会になります。

棚卸しに取り組まれた先生方から、「最高のカタチに残る勉強会になり、財産になりました」と、毎回ご感想をいただけることは、取り組んだ価値を表す最高の言葉として受け止めています。

以上がブックマーケティングのメリットです。

他にも、私たちがお勧めするものとして、内覧会時に活用する、医院ブ

ログで書籍の内容を紹介するなど活用方法はいくらでも存在します。

### ◎早期の段階で着手すべき

ブックマーケティングは、医療機器の導入と比べて、注文すれば納品される、というわけではないので、決して簡単とは言えません。しかし、簡単ではないからこそ、参入障壁が高く、一気に差別化できる「院長の分身」ともなりえるのです。「簡単ではなさそうだけど、メリットを感じる」ということに、どれだけ早く着手できるのか、経営で差別化を実現するポイントの1つです。

もし、メリットを感じられない場合は、自院の隣に、「著者で、集患対策もWebサイトと採用特化LPに取り組んでいて、さらにそこに映像を兼ね備えている」クリニックが開業したとお考えください。私は、脅威だと思います。やり手だなと感じる、その脅威の量が、取り組んだ時のこちら側のメリットになるのです。

ブックマーケティングのデメリットとしては、実際にカタチになるまで、短くても半年ほどの時間を要するということです。そのため、すぐに出したくても出せません。さらに、オンラインで構いませんが、スクライバーとの打ち合わせなどに時間を要します。宿題も出ます。そのため、参入障壁が低いとは言えませんが、**書籍を経営者の「最強の右腕」として育てる**ためにも、早期の段階で着手するメリットがあるのではないでしょうか。

ブックマーケティングの詳細は、ビデオブックとしてアプローチのWebサイトで解説していますので、是非ご覧ください。

□ブックマーケティングは、「最強の教育ウェポン」である
□出版を通じて、自身の棚卸しができる
□参入障壁が低いとは言えないからこそ、早期の段階で着手するメリットがある

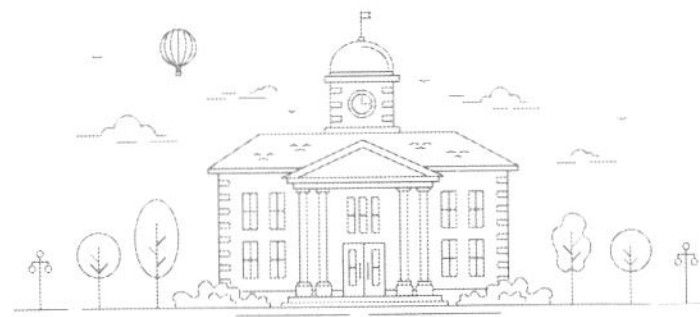

# 多角的な側面での ブランディング確立を

本章では、マーケティング・ブランディングに強力な効果を発揮するWebサイト、映像、ブックマーケティングについて主に説明してきました。

個々の宣伝手法、広告媒体など、他にも着手すべきことは多々ありますが、専門的な内容になりますので、本書では割愛します。詳しくはご相談いただければと思います。

イメージやブランディングというものは、モノとして見えませんが、確実に存在します。

イメージの重要性については、日本ではまだ発展途上ですが、アメリカの大統領選挙などでは、ネクタイ1つをとっても「イメージコンサルタント」がついていることをご存じでしょうか。このイメージコンサルタントが、いかに国民に好印象を与え、票を獲得するのか、戦略的にアドバイスしています。

イメージコンサルタントまでも存在し、専門性と効果を発揮している、という現実から考えても、院長として、または理事長して、1人ですべての経営戦略を考慮し、実践していくことは、情報の多さという意味でも、処理しきれなくて当たり前だと思います。

診療戦略、人事採用戦略、マネジメント戦略、マーケティング戦略、そしてファイナンシャル戦略と多角的な側面をトータルしてデザインし、ブランディングを確立していくことがこれからの経営に不可欠になるでしょう。そのためには、一気通貫で実行できるパートナーを持つことが重要になってくるのです。

□ブランディングは可能な限り“一気通貫”できるパートナーを見つける

*Entrepreneur Spirit*

# 第6章
# マネジメントの本質

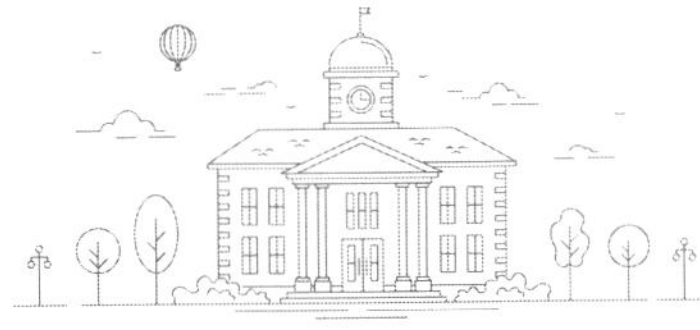

# 経営者になるための心構え

## ◎経営の「正解」は創り出すもの

最終章の６章では、ヒトのマネジメントの章に入ってまいります。ヒトのマネジメントと、つい自分以外を無意識に想像する方が多いと思いますが、このヒトのマネジメントには、自分自身も含まれます。むしろ、マネジメントの大半は、自分をマネジメントすることだと認識していただいたほうが、組織をマネジメントするにも、うまくいきます。

それは、結局のところ、経営は「自分がどうありたいのか」という「在り方」の１文に集約され、それが組織の判断と行動の指針になるからです。そのため、経営者になるということは、自分自身が「これから先、どうやって生きていくのか」を考える、絶好の機会でもあるのです。

経営する目的はヒトによって異なりますから、成功の意味も人によって違います。

にもかかわらず、私は世の中に成功の定義が、売上や年収の高さでヒトの価値を判断する「偏差値主義」が根付いてしまっているように感じます。それは、売上や年収が高いほうが優れている、成功していると無意識に根付いた感覚です。その感覚がある限り、常に自分と他者を比較し、劣等感に苛まれ続けるでしょう。

成功かどうか自分で決める———。

経営が“人生の縮図”と言われる所以は、ここにあります。

それでは、本書のはじめで経営を旅に例えたように、理想にたどり着くまでの道のりを楽しみながら経営するためには、どのようにヒトと向き合っていけばよいのか解説してまいります。

### ◎「農業スタイル」経営の勧め

ヒトとの向き合い方や組織化の理想像を結論から申し上げますと、田園風景が連想できる、まるで農業のような、育むスタンスで経営することをお勧めします。また、人と戦う戦場スタイルではなく、自然と共存するイメージでもよろしいかと思います。

「農業スタイル」の恩恵は、経営資源としてのヒトの面でも大きく効果を発揮します。安定した採用、スタッフの定着率向上、ヒトがヒトを育てる教育などに、非常に大きなメリットがあります。

経営者が農業のスタンスでヒトをマネジメントしていると、スタッフたちは自然とマネジメントに興味が湧き、「院長にしてもらったように、私も後輩に教えたい」と積極的かつ自発的になることも少なくありません。スタッフは経営者の鏡ですから、それらの発言は、経営者が輝いてみえている裏付けでもあり、嬉しい言葉だと思います。

農業スタイルに考え方をシフトすることによる特に大きな恩恵は、先の例のように経営者とスタッフ、両者のストレスを大きく軽減できることです。テーマは「育てる」ですから、そこには「成長の過程である」という観点が生まれるので、互いのコミュニケーションの質に変化が生まれます。

戦場スタイルだと、殺伐とするのでイライラが高まりやすく、つい患者さんの前でスタッフを叱咤することも起こりうるでしょう。

また、経営者がスタッフを見る目は「役に立たん」「戦場で次はない」「使えない」などと思ってしまいがちで、欠点ばかり見えてくるのでストレスが絶えませんし、何より、態度に出ますから、スタッフの離職は止まることがないでしょう。

経営者と従業員の間に存在する「経営の危機感」の差は、埋めたくても埋められないもので、それが仕事に対する責任感や、モチベーションに差を生むことは否めません。

それを経営者が受け入れられないまま、「どうして同じ気持ちになってくれないんだ」ということを悩み抱えこんでしまうと、余計にコミュニケーションの壁が高くそびえたってしまうでしょう。

「桃栗三年柿八年」といわれるように、ヒトが育つには時間も栄養も必要です。どっしりと構えていたほうが、結果として期待以上の成長を促し「桃栗二年柿五年」になることもマネジメントではあり得ます。

経営の心構えとしては、「マネジメントは農業。スタッフとの仕事への心構えにギャップなんてあって当たり前」と鷹揚に構えていたほうが、心も身体も健全に経営を継続できるのではないでしょうか。

□自分の成功は売上偏差値主義では掴めない

□経営は“人生の縮図”である

□これからのマネジメントは“農業スタイル”

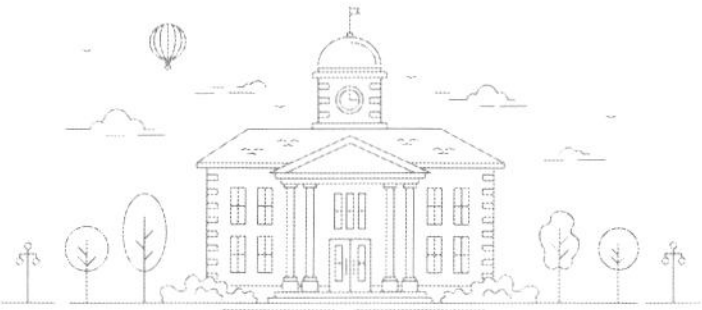

# 「働き方」の変化を知る

## ◎一般企業の職場環境の変化

そもそも論ですが、なぜ近年「マネジメント」という言葉が流行し、現代社会に必要なものと考えられているのでしょうか。

結論を端的にいうと、現場で「ヒトの資源が不足しているから」です。

クリニック経営に限らず一般的な企業でも、社員の応募が次から次へと殺到し、辞めてもすぐ採用できる環境だったとしたら、経営者サイドは「合わない社員は辞めても次がいる」と思うのかもしれません。

この買い手市場の状態の時、「マネジメント」という言葉が、ここまで世の中から脚光を浴びることはなかったでしょう。特に、歯科医院が飽和状態といわれる現在は、スタッフにとって売り手市場ですから、スタッフが「働き方」を選べる状態です。

そのため、経営者サイドは、スタッフの「働かせ方」に着手する必要性が増しています。

ここで、社会の「働き方」の変化を紹介してまいります。

日本の食品企業の味の素では、2019年2月中旬から16時半が定時になり、作業をオートメーション化するなど、職場環境の変革に柔軟な対応をしています。

**（引用記事　日本経済新聞　成果も時間も濃密に　一部抜粋）**

2月中旬の午後4時30分。味の素の本社からは仕事を終えた人々が次々と出てきた。食品などの通信販売を担う瀬上義人（36）は足早に家路についた。家族で食卓を囲み、子どもを寝かしつけ、午後9時から1時間ほど仕事をした。

以前は12時間勤務もざらで残業は月に40時間弱だったが今は15時間ほど。マーケティング業務の自動化や文書のペーパーレス化を進め、ウェブ会議などを活用することで無駄を徹底的に排除。所定時間の削減と合わせ、労働時間は年間で320時間も短くなった。「実は無駄も多かったと驚く」と瀬上はいう。

「効率化で生まれた利益は社員に還元する」。同社はそう宣言し、全員の月額給与を1万円増額した上で17年に労働時間の全面短縮に乗り出した。今は1日7時間15分労働で、同社の17年度の1人あたりの総実労働時間は1842時間と前年から74時間減った。しかし18年3月期の連結売上高は1兆1147億円と前年比2.2%増だ。20年度は7時間労働を目指す。

日本マイクロソフトでは、試験的に週休3日制を導入した結果、2019年8月、社員1人あたりの売り上げが4割増えるという好結果を生み出しています。その大きな要因の一つとして、休みを増やしつつも、結果と給与を連動させる成果給の体制を維持したことも挙げられます。マネジメントと同様に、生産性というキーワードも世で叫ばれていますが、この事例は、生産性向上の一例とも言えます。

2019/2/18 2:00 日本経済新聞　電子版　日本経済新聞HP「働き方進化論　突き抜ける職場（1）成果も時間も濃密に」
https://www.nikkei.com/article/DGXMZO41378130W9A210C1SHA000/

　また、時間の短縮だけでなく、「職場」と「プライベート」のバランスを指す「ワークライフバランス」に加え、これまでご法度だった「公私混同」ならぬ「公私融合」まで受け入れたワークライフインテグレーションという概念まで出現しました。ある意味でテレワークはインテグレーションなのかもしれませんが、もはや「公私のメリハリを」という時代は終わりを迎えようとしているのかもしれません。

**（引用記事　日本経済新聞　「公私融合」に道あり　一部抜粋）**

　日本の働き方改革は残業の削減や休暇の取得推進など働き過ぎを改め、私的な時間を確保することに主眼を置いてきた。だが場所や時間の条件さえ整えば、仕事の合間に育児や介護もできる方が合理的だ。

　仕事と生活を明確に分けて調和させるワークライフバランスではなく、曖昧にしてどちらの充足度も高めるワークライフインテグレーション（統合）の方が働きやすい人もいる。人材サービス会社パーソルホールディングス傘下のパーソル総合研究所は育児や介護などが理由で働いていない 705 万人のうち、自宅近くにサテライトオフィスがあれば働く可能性のある人は 136 万人いるとはじく。

　＜中略＞

「公私融合で結構。１日を仕事と私生活でモザイク状に使えばいい」。日本 IBM には繁忙期はフルタイム勤務だが、それ以外の時期は１日２時間働けば勤務したと認める制度がある。人事部門担当の山口俊一(57)自身も千葉市のオフィスに行くのは週１、２回で、ほかの日は東京都内の自宅などで働く。同社は職能給ではなく職務給制度をとっており「評価は成果で決まる」(山口)。自らの生産性を高められる働き方を各自が模索する。

2019/2/20 2:00　日本経済新聞 HP「働き方進化論　突き抜ける職場（３）『公私融合』に道あり」
https://www.nikkei.com/article/DGXMZO41460930Z10C19A2SHA000/

就職・採用の世界でも、変化が見られます。企業側のダイバーシティ指向に合わせ、求職者側も、多くの情報を前に、一生勤める会社を探すというよりも、自分にあった職場を探すというスタンスになっています。

そのため、入社前からの転職活動は定着しつつあり、「第二新卒」という言葉は、既に世の中に定着しました。企業側も、新卒が辞める前提で採用活動を展開しているのです。

**（引用　日本経済新聞　入社前から転職活動　「取り残される」「自分を試したい」　安定志向と危機感が共存）**

若者の転職活動が早まっている。中には内定してすぐ次の職場を探す学生も出てきた。職場や仕事への違和感ばかりが理由ではない。理想のキャリアや安定した生活を手にするには、早くから転職の可能性を考え備えておかなければ安心できない――。転職活動をする若手に共通するのは、そんな不安だ。

「学生のうちに転職という選択肢を考えるのは当然です」。今春卒業予定で、大手商社への就職が内定している女子学生（22）は話す。内定を得た直後に転職サイトに登録。次に働きたい職場を探し始めた。

2019/2/8 付日本経済新聞　夕刊　日本経済新聞 HP
https://www.nikkei.com/nkd/industry/article/?DisplayType=2&n_m_code=154&ng=DGKKZO41024580X00C19A2KNTP00

いかがでしょうか。まさに、働き方の変革期であるといえます。

私たちは、「味の素やマイクロソフトは大企業のこと」と思ってもいられません。今後、彼らも十分に競合になりえるのです。紹介したような大企業が、職場環境を整備して新たなプロジェクトを発足し、「歯科衛生士が欲しい」と募集をかけたら、どうなるでしょうか。私は、今後、多職種連携がスタンダードになると考えているので、それは十分にありうると考えています。

また、職場環境の見直しの中でも特出しているのが、正社員制度そのものを考え直しているタニタです。

「正社員はこういうもの」という概念を考え直し、かつブームである「副業制度を導入するか否か」をも論点とせず、「どうすれば社員のやる気を引き出し続けられるのか」にフォーカスし、なんと正社員にあえて退社をさせ、個人事業主にし、業務委託契約を結び直すという大胆な施策を打ち出しています（次ページ図参照）。

タニタの事例からも世の中に「個々のプロフェッショナル化」が急速に進んでいることがわかりますし、会社と働く側の新たな関係性が見えてきます。

もはや、「部署」や「会社」に属するのではなく、「個人」がプロとしてプロジェクトに結集し、プロジェクトチームを結成することが、新たな経営スタイルとして浸透していくことは間違いありません。

□日本の働き方・就業環境は変革期である

□「個々のプロフェッショナル化」が急速に進んでいる

## タニタの雇用制度変革

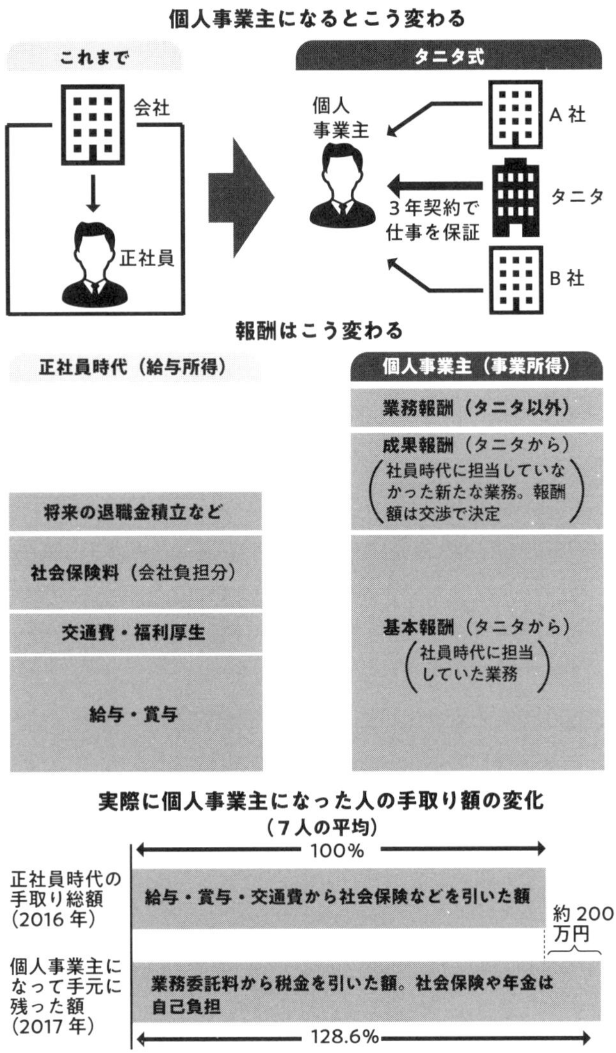


出典：2020/4/7付　日本経済新聞　朝刊　「正社員って何だろう（1）『あえて退社』タニタの選択　社員を個人事業主に　自分の市場価値 常に意識」より

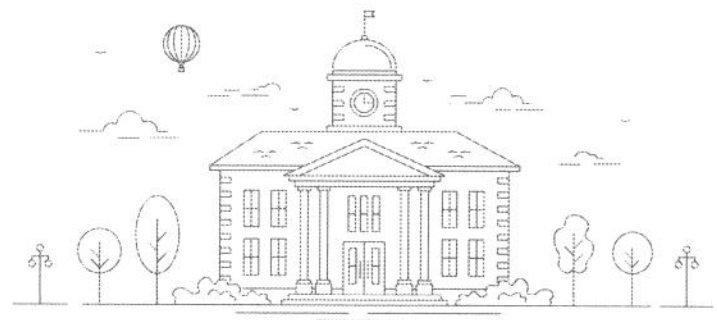

# 歯科医院での「ヒト」のマネジメント

## ◎歯科衛生士が求める「働き方」とは

次に、歯科衛生士にフォーカスして「働き方」を考えてまいります。

歯科衛生士の転職状況を確認してみると、就業率は全体で68.3%で、転職経験者率はなんと70.2%に達しています。特に、20歳代のうちに40.7%の者が転職を経験しているといいますから、歯科衛生士にとっても、転職は珍しいことではなくなっています。

さらに、転職経験者のうち、歯科衛生士として復職した者は83.6%であり、常勤希望者は49.9%であることもわかっています（歯科衛生士及び歯科技工士の就業状況等に基づく 安定供給方策に関する研究 < H 29 - 医療 - 一般 - 003> 平成29年度〜30年度 総合研究報告書より）。

それでは、転職が珍しくなくなっている歯科衛生士が、就労に何を求めているのでしょうか。

次ページのグラフを見ると、「勤務時間」と「スタッフとの人間関係」が80%を上回っています。特にスタッフとの人間関係は、実際に入職してみないとわからないという側面も大きいため、いわゆる「お局化したス

就労において重視する事項

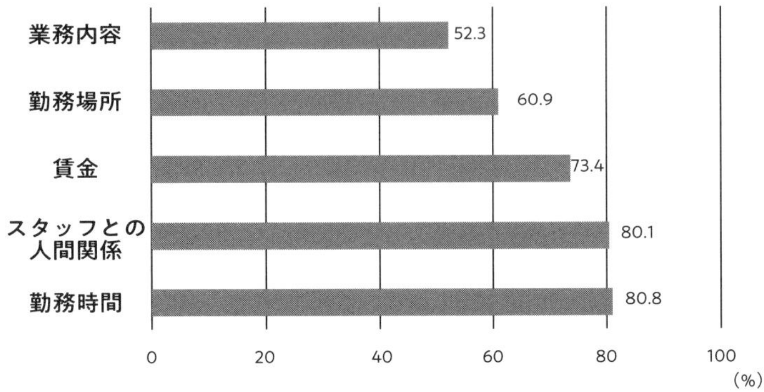


出典：厚生労働科学研究費補助金 地域医療基盤開発推進研究事業 「歯科衛生士及び歯科技工士の就業状況等に基づく安定供給方策に関する研究」（H 29 - 医療 - 一般 - 003）
平成 29 年度～ 30 年度 総合研究報告書　研究代表者 須田 英明　平成 31（2019）年 3 月

タッフ」がいる医院は、放置していると新人を離職させる原因になっていることも少なくありませんから、要注意といえるでしょう。

希望している業務については、年代別に大きく違いがありますが、20 代・30 代では、歯周ケアと予防の希望が多いことがわかります。

さらに、転職経験を有する 373 名のうち、歯科衛生士として復職した者は 83.6％（312 名）。その人たちが復職時に使用していた情報源としては、ハローワークを活用していた者が最も多く、全体の 63.1％に達していることがわかっています。次いで、インターネット利用と知人の紹介が多くなっています。

調査内容には、

再就労の際の情報源としては、ハローワーク利用がいずれの年代でも高率であったが、20 歳～ 30 歳代にかけての若手年代ではインターネットの求人サイトの利用率も高く、今 後、早期離職を防ぐためにも

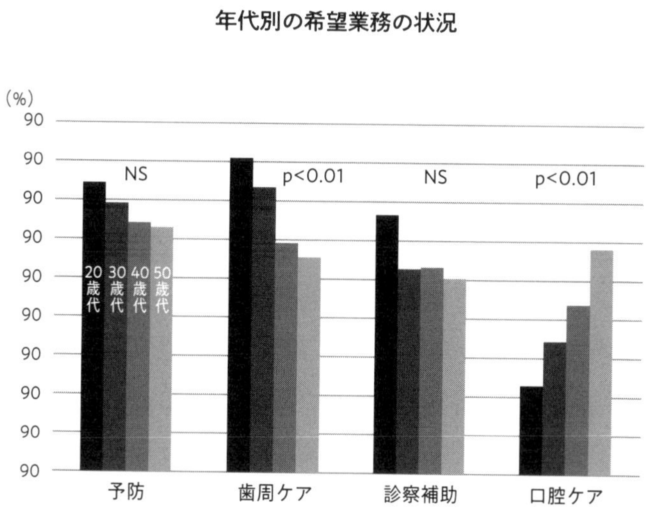


出典：厚生労働科学研究費補助金 地域医療基盤開発推進研究事業 「歯科衛生士及び歯科技工士の就業状況等に基づく安定供給方策に関する研究」（H 29 - 医療 - 一般 - 003）
平成 29 年度～ 30 年度 総合研究報告書　研究代表者 須田 英明　平成 31（2019）年 3 月

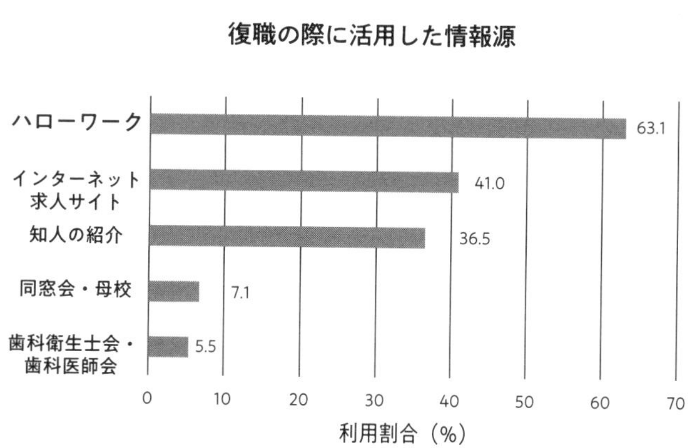


出典：厚生労働科学研究費補助金 地域医療基盤開発推進研究事業 「歯科衛生士及び歯科技工士の就業状況等に基づく安定供給方策に関する研究」（H 29 - 医療 - 一般 - 003）
平成 29 年度～ 30 年度 総合研究報告書　研究代表者 須田 英明　平成 31（2019）年 3 月

サイトに掲載する求人情報の質の向上を図る必要があると考えられる。

とあり、さらに、

就労状況に有意に関連していた項目として、労働条件ではない「研修会の受講経験」が挙げられていたことは極めて興味深い。進歩する歯科保健医療の情報を継続的に入手し、自己研鑽に努めるのは歯科医療専門職として必須の要件である。

と職場の環境改善に「自己研鑽の機会」が必須と述べられています。

まとめると、歯科衛生士の雇用のポイントとしては、

「勤務時間、人間関係、賃金に考慮した職場をつくり、歯科疾患予防と歯周病治療を提供できる職場環境をつくる」ことで、採用に有利に働くでしょう。職場環境を作った上、第５章「ブランディングを実現するマーケティング」で紹介した方法でPRすることで、「インターネットの利用者を誘引でき、より有利に立ち回れる」といえるでしょう。データ上は、ハローワークの利用者が多かったと出ていますが、同時に競合クリニックが多いことも意味していますので、差別化するためには、ハローワークをやっていれば大丈夫ということではないという点に要注意です。

なお、先述した就労に重視する点について補足すると、統計の数字はあくまで統計です。ヒトは１人ひとり、希望する業務が同じでも、それぞれ動機は異なります。面接でも日頃のコミュニケーションでも、この「動機にフォーカスできるか」が非常に大切です。それを念頭に置いて、日々のコミュニケーションがなされることで、相手への興味にもつながり、人間関係が良い職場環境につながることでしょう。

### ◎採用・教育は専門性も重要な分野

今後の採用や教育においては、「辞めたら補充すればいい」という考えでは、安定的なスタッフの定着は見込めません。第５章のマーケティングでも触れましたが、マネジメントにも「護る・伸ばす」姿勢は重要なポイントなのです。何もしないこと自体は、現状維持ではなく、「現状劣化」につながっています。

この採用・教育の役割を、一般企業では「人事部」が担っています。どの企業にも採用・教育の専門部署が存在するほど、専門性が必要かつ経営に重要なファクターだからです。クリニック経営の場合、これらを院長１人でこなそうとする風土が根付いているため、採用対策に時間を確保できず、困難になることはやむを得ないでしょう。

実際、マーケティング戦略と並んで、私たちが最もいただくのが、この「スタッフの採用と教育」に関するご相談です。

例えば、大阪のある駅近くのテナント医院で、掲載記事と掲載写真などの変更をご依頼いただき、変更後、たった１日の募集で応募と採用が決まったという実績があります。私たちは、目標として最短１日を目指していたわけではないのですが、結果的に、劇的な改善につなげることができました。これは極端な例ですが、求職者に響くにはどうすれば良いのか、その原稿を考慮するには、人事の知識と時間が必要な分野であると押さえていただければと思います。

□今後、業界以外の企業も競合になりうる

□採用もマーケティングもターゲットが大事

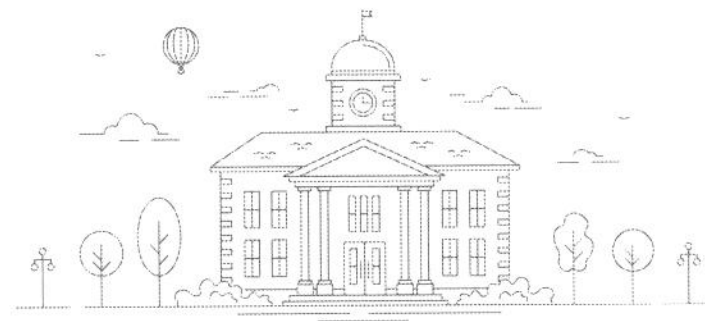

# 組織の信条を端的に表す「クレド」

## ◎経営者と従業員が気持ちを揃えるには？

先に、「そもそもマネジメントが必要な理由」について解説しましたが、課題が、「ヒトが足りないから補充しよう」という戦場スタイルでは、採用できたとしても、屈強な戦士でない限り、また離職（戦線離脱）していくことは、容易に予測できます。

では、農業スタイルの思考ができたとして、次に経営者と従業員が気持ちを揃えるには、どうしたらよいのでしょうか。その方法の１つが、組織の羅針盤ともいえる「クレド」です。

クレドとは、企業として、どんなことを信条として経営していくか表明したもので、優れたクレドを持つ有名な企業の中に、ジョンソン・エンド・ジョンソンやザ・リッツ・カールトンがあります。

例えば、高級ホテルで有名なザ・リッツ・カールトンは、お客様がホテルに老眼鏡や資料を忘れたとき、上司の許可を取らずに新幹線に飛び乗り、本人にお届けすることが許されています。

そんなことが許されているのは、企業の信条として、『お客様に最高のサービスを提供すること』が最重要の課題とされているからです。

ザ・リッツ・カールトンのクレドの本質は、「信条を護る一端として、上司の許可を得ずとも行動できる権限と、個々に予算が割り当てられている」ところです。

## ◎クレドで、スタッフの思考・行動も変わる

それでは、クリニックで「上司の許可を得ずに行動できる権限と、個々に予算が割り当てられている」ときに、どんなことができるのでしょうか。私が過去、クライアントと患者さんに喜ばれたケースを１つ、紹介します。

それは、「受付スタッフに、月１万円の予算を与えよう」と理事長と決めたケースです。

理事長から受付スタッフに、「１カ月に１万円、自分が患者さんのためになると思ったことに、何でも好きに使っていいから」と伝えていただきました。

その施策から１カ月後、理事長は、再診で訪れた患者さんから「ありがとうございました。助かりました」と急にお礼を言われました。

理事長は「治療のことかな？　けど、助かったって何だろう？」と思っていると、患者さんは「傘、助かりました。あの子、気が利くわね」と受付を褒めたそうです。

受付スタッフに事情を尋ねると、その日は午後から雨の予報だったので、傘を持っていない患者さんが来たら帰りに困るだろうなと思い、貸出用の傘を５本、コンビニで買って用意してくれていたそうです。この行動に理事長は、大変喜びを感じつつも、「この子たちのできるできないを、私が決めつけてしまっていた」と、内省していました。

その後も受付さんの自主的な行動は続き、待合室の景観も良いほうがいいと、これまで見ないふりをしていた破れたポスターを自主的に修正したり、次の月にはポスター用の額縁を購入したりと、綺麗な待合室作りに着手しはじめました。綺麗な待合室作りが整ってきたと思うと、次は物販をお渡しする袋を用意するなど、その行動は止まりませんでした。

「患者さんのためになることをしよう」と、クレドを共有したことで、受付さんが自発的に「どうすればよくなるだろう？」と考える習慣が、しっかり身についた例です。

理事長は、「任せるってこういうことなんですね。どうせできないだろうと思ってたし、言われたことだけしかやらない受付と思っていましたが、任せていなかっただけでした」と、ご自身にも前向きな変化も生まれていました。

そんな医院で私が特に変化を感じたのは、患者さんと話をしているときの受付スタッフの自然な笑顔でした。働き方や職場環境の変化が求められる千変万化の世の中で、仕事の中でやりがいを感じ、あふれる笑顔ほど不変で価値があると感じました。

このエピソードのように、「自分で患者さんのためになるように考えてみなさい」という課題をスタッフに与えることも、自立するスタッフに育てる上での大きなポイントです。

- □クレドとは、組織の信条である
- □信条は、創りたい経営から生まれる
- □クレドを浸透させるには、その意味を全員で理解する
- □クレドが浸透してくるにつれ、スタッフは組織が望む行動をとれるようになる

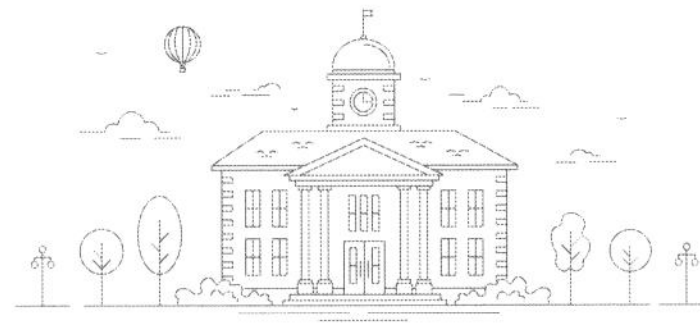

# 信条の共有は
# 採用試験からはじまっている

クレドのような医院の信条を共有する行為は、入職してからではなく、実は採用試験の段階からはじまっています。言い換えれば、ブランディングは採用試験からはじまっているのです。

例として、2つの企業の採用試験をご紹介しましょう。

### ◎例1　マイクロソフトの採用試験

（問）マンホールのふたが四角ではなく、丸なのはなぜか。

マイクロソフトは理念として、

「世界中のすべての人々とビジネスの持つ可能性を最大限に引き出すための支援をすること」を掲げています。

この理念の体現を裏付けるように、厚生労働大臣表彰「輝くテレワーク賞」優秀賞や、2016年に「働きがいのある会社」ランキング1位（10年連続）になるなど、ワークスタイルの変革の取り組みが評価され、顧客のみならず従業員も大切にする風土がわかります。

従業員には、

Integrity and Honesty　―誠実で正直であること

Open and Respectful　―オープンで、相手に敬意を表すること

Big Challenges　―大きな課題に対しても果敢に挑戦し、最後までやり抜くこと

Passion　―お客様、パートナー様、技術に対する情熱を持つこと

Accountable　―自らの言葉とコミットメントに責任を持って何事にも取り組むこと

Self - Critical　―自分に厳しく、自らの向上に努めること

の６つの価値観を持ち、行動するように教育しています。

この６つはどれも抽象性が高く、物事をイメージする力が求められます。

採用試験にも、先のような、一般的な計算問題ではない、思考を試すような問題が数多く出題されています。

**（解答例：「四角だと斜めにしたときに穴に落ちてしまうから」）**

## ◎例２　Google の採用試験

あなたと隣人が同じ日に同じ場所で不用品セールをします。あなたには、100 ドルで売れると確信している商品があります。

ところが、なんと隣人もまったく同じものを売ろうとしていました。しかも、隣人に聞くと 40 ドルで売るつもりだということでした。

この隣人と親しくするつもりがないとして、あなたはどうすればよいでしょう。

Google の理念「10 の事実」は、様々な書籍でも目にする有名なものな

ので、ご存じの方も多いかもしれませんが、先程のマイクロソフトの理念と同様に、クレドを創る上で大変参考になります。「10の事実」にはタイトルと解説があるのですが、本書ではタイトルのみ、紹介します。

1. ユーザーに焦点を絞れば、他のものはみな後からついてくる。
2. 1 つのことをとことん極めてうまくやるのが一番。
3. 遅いより速いほうがいい。
4. Web 上の民主主義は機能する。
5. 情報を探したくなるのはパソコンの前にいるときだけではない。
6. 悪事を働かなくてもお金は稼げる。
7. 世の中にはまだまだ情報があふれている。
8. 情報のニーズはすべての国境を越える。
9. スーツがなくても真剣に仕事はできる。
10. 「すばらしい」では足りない。

この「10の事実」はそれぞれに会社の姿勢を表す言葉にあふれているのですが、私が特に従業員へのメッセージを強く感じたのが「９」です。

その９の解説を一部抜粋すると、

> Google は社員を厚く信頼しています。Google の社員たちは様々なバックグラウンドを持ち、エネルギーと情熱をほとばしらせながら、仕事、遊び、人生に独創的にアプローチしています。打ち解けた雰囲気の中、カフェ、チーム ミーティング、ジムなどで生まれた新しいアイデアは、またたく間に意見交換が進み、試行錯誤を経て、すぐに形になります。こうしたアイデアが、世界展開を視野に入れた新しいプロジェクトの出発点になることもあるかもしれません。

と、これだけでも、「会社が従業員にどうあって欲しいのか、会社がどの方向性を目指しているのか」が凝縮されているように感じられます。

「既成概念にとらわれることなく、新しい挑戦を生み出そう」という想いは、入社試験にも反映されています。形式的な計算問題ではなく、「どうすればよいか」という問題に、Googleの「らしさ」を感じざるを得ません。

**（解答例：「隣人の商品を40ドルで仕入れ、100ドルで販売する」）**

いかがでしょうか。

それぞれの企業に「色」があり、「面白そうな会社だな」というイメージを抱いたのではないでしょうか。

そのイメージこそが、企業が創り出す「ブランディング」です。

そして、経営のデザインがなされているからこそ、採用試験の段階から、教育がはじまっているのです。求職者側は、試験を受けながら、企業の求める人材を理解し、企業側は求める人材とマッチしているか判断できます。これにより、採用後のミスマッチを大きく減らすことができるのです。

**□企業のブランディングと社員教育は、採用試験からはじまっている**

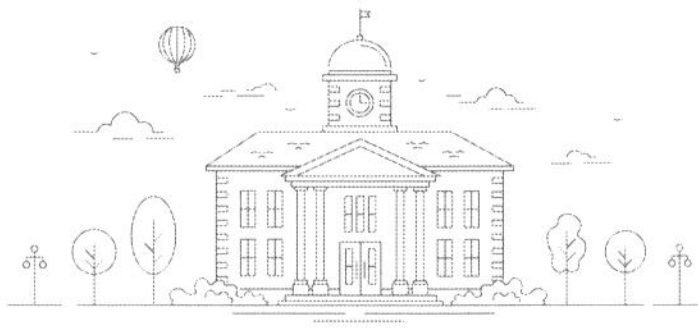

# 満足度を高める定例ミーティング（ヒト×時間のマネジメント）

## ◎ライバルの登場を想定してみる

開業前からできるヒトのマネジメントとして、私がお勧めしているのは、定例ミーティングの実施です。

「ミーティングをしているヒマがあったら、診療したい」

「朝礼している時間があったら、掃除の時間に回したい」

時間は限られていますし、ノー残業を目指すようなご時世ですから、そう考えるのも無理もないと思います。

しかし、考えてみてください。もし、道路を挟んで新しい歯科医院ができたとします。

その医院では、週終わりに診療時間を短縮し、ミーティングを実施しています。

内容は、

- 次週に来院する患者さんに誰が何をどう提案するのか全体で確認
- 忙しい時間帯のオペレーションのチェック
- キャンセルで空いた時間に、何を作業として行うのか確認

・スタッフの担当患者さんのメンテ状況とどう進めるのか悩み相談会
・医院の売上と進捗状況の確認（今後の経営方針）
・仕事に向き合う思考法の勉強会を実施
・技術研修の計画

です。

さて、このミーティングを定例で進め、「時間」を投下できる新しい医院としない医院、どちらが、高い患者満足度とスタッフ満足度を得られるでしょうか。

このミーティングに加えて、「年間300万はスタッフの教育費に投資する」と「カネ」を使う経営方針が決められていたとしたら、「そんなヒマがあったら診療したい」という方針の医院とは、ますます乖離することでしょう。

## ◎開催することが目的になりがち

開業前であれば、定例ミーティングの頻度は、採用が決まってから１カ月に１回程度を推奨しています。内容としては、医院の進捗状況や、決めた給与体系、福利厚生の共有会、物件の進捗状況とスタッフの近況の確認会。セミナーなどを含めた勉強会、接遇や技能に関する練習会などが挙げられます。

往々にして、定例ミーティングは、「ミーティングをすること」自体が目的になりがちです。すると、開催される回数が増えるにつれ、参加したスタッフは総じて「なぜやっているんだろう」とモヤモヤしはじめます。

せっかくミーティングの機会を用意しても、形式的に集まることが目的の「ミーティング」であれば、むしろ開催しないほうが有効でしょう。

では、効果的にミーティングを定期的に開催し、定着させるためには、いったい何がポイントなのでしょうか。

ポイントは、「目的の共有」と「事前準備」の２つです。**「成功の８割は準備で決まっている」**と言われる通り、ミーティングが開催される時間よりも、ミーティングの目的と、今回は何をどの程度話し合うのか、などを考慮する準備に時間の確保が必要です。

この心構えは、実はミーティングだけではなく、朝礼・終礼や、採用の面接にも、同じことが言えます。事前に準備をする習慣がつくと、ぶっつけ本番だった頃には怖くて戻れません。準備をしないまま本番を迎えることが、不安になるはずです。

組織のトップが準備を重視できるようになると、日頃のコミュニケーションで使う言葉も変化してくるので、その姿勢がスタッフに派生し、風土創りにもつながります。

事前準備の風土が根付いてくると、その場をしのぐ「後手」組織から、「先手必勝」組織に生まれ変わります。スタッフも「今日何やるんだっけ」という思考から「今日はこれを、明日はこれを」という思考にシフトでき、受け身の姿勢が積極的な姿勢に変化していきます。

先手（準備）を打つ習慣がつくと、もし想定通り行かなかった場合でも、次の準備はこうしようと「改善の時間」に資源を使うことができますから、コミュニケーション面でも、ストレスも軽減できるのではないでしょうか。

### ◎ミーティングの真の目的とは何か？

定期的にミーティングができるようになってくると、売上の進捗や目標達成に向けての話し合いができるようになり、数字で意識を統一することができます。

　すると、何がどれぐらい必要なのか、より具体的に共有できるようになるので、達成したか否かが明確になり、組織としての成熟度も高まります。

　このように、数字というのは、老若男女、世代を問わず共通尺度で物事を測ることができる便利なツールです。

　一方で、ミーティングを実施するのはヒトであり、目標を設定するのも、追うのも「ヒト」です。ミーティングの目的が数字、つまり「売上目標を達成すること」となってしまうと、数字を達成しないことが悪、結果を出すことが正義になってしまい、誤った方向で風土が根付いてしまうでしょう。これは「売上偏差値主義の思考」そのものです。

　この時に、是非思い出していただきたいのは、「なぜミーティングを開催しているのか」、つまり目的意識です。

　先に、クレド（信条）の共有は、採用試験からはじまっているとご説明しました。これはミーティングにおいても同じです。「仕事を通じてスタッフも人生が豊かになって欲しい」だったとしたら、どんなミーティングになりそうでしょうか。

　結果が目標数字に対し未達だった場合でも、「練習が足りないんだ」「勉強不足だ」と努力を否定するように一辺倒に返すのではなく、「どこが苦手なんだろうか」と共に悩み、考え、ヒトの成長にフォーカスすることができるのではないでしょうか。

「どうしてできないんだ」というより、「どうやったらできそうか」という考え方です。

　このように、ヒトの成長に議論をフォーカスできると、スタッフは「駒」

として扱われている感覚は受けませんし、「ヒトとして大切にされている」と実感できますから、ミーティングの時間が憂鬱ではないでしょう。

こうしたトップの姿勢が、風土を創り、スタッフが後輩を育てるときも同じく、「してもらったように」接することにつながります。

### ◎院内ミーティングの多様化（時間×モノ＜技術＞）

医院でのミーティングをあえて医院で開催せず、オンラインで行うこともお勧めしています。ＰＣを持っていないスタッフは、スマホでの参加でよいので、定期的にテレワーク化を導入してもよいのではないかと考えています。

例えば「隔週、金曜日の午前中は診療時間を切って、Web 会議の時間にする」などと設定します。

オンライン会議を導入することによって、将来、オンライン診療が社会に根付いてきた時の準備ができるだけでなく、仮に分院展開をしたときでも、スタッフ同士がオンラインで会議をしあうこともスムーズな展開が可能です。

会議では、スタッフにプレゼンをすることを課題にするのもよいでしょう。昨今のオンライン会議ツールは録画もできますから、そのプレゼンを録画し、新人スタッフの勉強会資料にして、感想文を提出させるなどすれば、医院の取り組みを残せるだけでなく、先輩スタッフが必ず付き添って毎回同じことを教える必要も無くなります。

さらに、プレゼンをすることの効果は、自分のわかっていること、いないことがブラッシュアップされるので、知識の整理という意味でも有効ですし、何よりスタッフにとっては、患者さんとのコミュニケーションにも自信を持つきっかけになります。

マーケティングの側面で活用するのであれば、その映像を整えた上で、Webサイトや SNS で勉強会の風景などを掲載すれば、取り組みを PR するツールとしても力を発揮するでしょう。

また、産休明けのスタッフさんから「社会から隔離されたような感じで孤独だった」という話を聞きます。産休で自宅にいるスタッフも、希望に応じて医院のオンライン会議に参加してもらうようにすれば、孤独感も減らせることでしょうし、知識のブランクという意味でも、復帰後の不安が無くなります。

□結果は準備段階で８割は決まっていると考える
□先手思考が風土を創る
□これからの時代、オンライン会議も有効

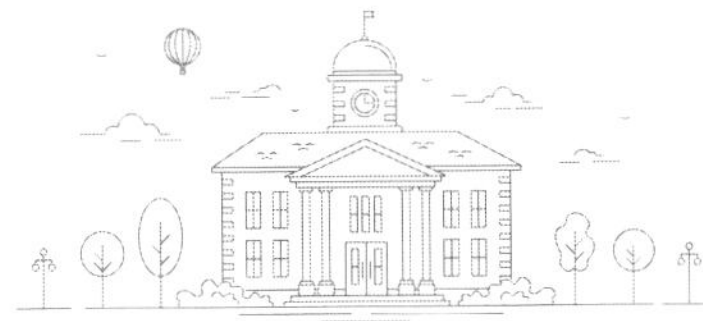

# 最も重要なのは、「セルフマネジメント」

### ◎最後は必ず「自分の在り方」にたどり着く

本章では、経営者としての心構えからはじまり、「ヒト」「モノ」を中心としたマネジメントについて解説してきました。

ここまでお読みになって、５つの経営資源を活用することの全体イメージがより深く理解できてきたのではないかと思います。

５つの経営資源のマネジメントは、経営という行為の中で密接に絡み合っており、不可分なものです。自身の思い描く経営を実現するためには、資源の１つである「ヒト」の活用や育成は不可欠で、その成果が、すべての経営資源に還元され、正のスパイラルを生み出し、経営にさらなる成長をもたらすというわけです。

そして、このように５つの経営資源のマネジメントを突き詰めると、最後は必ず「自分の在り方」にたどり着くことにお気づきいただけたのではないでしょうか。

この「私はどうしたいのか」を考えてこそ、ビジョンが創造でき、経営に意義を感じられるようになるのです。

マネジメントの章の最後にもう１つ、ビジョンを思い描く思考法をお渡ししたいと思います。それは、起承転結を逆転させる「結ファースト」という思考法です。

この思考法は、結論を先に持ってくる方法です。「私は５年後に、こうなっている」と理想の自分を決定します。「なったらいいなぁ」ではなく、決定することが大切です。

その理想は、「うじうじ悩むところをなおしたい」など内面的なものでも、年商でも何でも構いません。すると、「こうなっているには、今これをやる」という行動に結びつくわけです。この行動の積み重ねがヒトを育て、５年後だと思っていた「結」が１年後になることもあります。

この「結ファースト」の思考法を経営に置き換え、「自分の医院はこうなっている」と決定できると、「なっているなら今、こういう行動が必要だ」と、資源配分についても、今の行動を選択する優先順位が見えてくるはずです。

## ◎究極のマネジメントは「つなぐこと」

このヒトのマネジメントをテーマにした６章のまとめとして、私は、究極のマーケティングが「営業活動をゼロにすること」なら、究極のマネジメントを「自分の必要性をゼロにすること」だと考えています。

ヒトを育て、育ったヒトが後輩を育てる風土が育ち、それがブランディングとなります。

ヒトは先輩の背中を見て育ちます。新人に、具現化した目標として「先輩のようになりたい」と思わせてあげられることは本当に幸せなことだと思います。

そして、先輩は「先にいる輩」として、「私たちが先輩を超え、後輩には私たちを超えていって欲しい」という、つなぐ心構えで接することができると、世の中にプラスのサイクルを残すことができると思います。

□ヒトのマネジメントの起源は“自分”

□究極のマネジメントは“自分の必要性をゼロにする”こと

## おわりに

最後までお読みいただき、ありがとうございます。

本書をお読みいただいた皆様にとって、「開業＝クリニックの開設」から、「経営のはじまり」、そして「起業」へと意識が変化したことは感じられているでしょうか。

もし、お感じいただけていたら、是非、マネジメントフレームに立ち返っていただき、まずは「自分がしたいこと」と向き合っていただけたらと思います。ここが、経営のスタートラインです。

経営は、学問的に難しく語られることが多いのですが、結局のところ、「どうしたいのか」「何がしたいのか」が、原点になります。

「どうして歯科医師になったんだろう」

「どうして開業しようとしているんだろう」

こういった自分への問いが、そもそも、開業して経営することが今の自分にとって適切なのか、考え直させてくれることもあります。

これは、故・野村克也氏の教えですが、『困ったとき、迷ったときは原点』です。

立ち返ることができる、あなただけの原点と是非、出会ってください。

今回、執筆の機会をくださり、"プロジェクトチーム"として支えてくださった菅さんをはじめ、クロスメディア・グループの皆様に感謝を申し上げます。皆様と出会えたからこそ、執筆しようと決断することができ、世の中に届けられる書をカタチにすることができました。

また、"歯科医師・歯科技工士・歯科衛生士"のみならず、世にプラスの変革をもたらすべく行動されている荻原先生に、執筆にあたり、大変多くのご支援を頂戴いたしました。誠にありがとうございました。

また、この機会をお借りしまして、これまで私が3000件以上の歯科医院を訪問させていただいた中の１件目、神栖市 新扇歯科医院の鈴木先生に感謝申し上げます。社会人としても、ヒトとしても、ましてや歯科知識までもがゼロだった私に、息子のように接し、厳しくご指導くださった経験が、今の私の"つなぎ、伝えていく"想いの原点になっています。鈴木先生は私にとって、"歯科業界の母"です。

最後になりますが、私は、今後ますます、"個のプロフェッショナル化"が主流になると考えています。これまでの主流だった"組織化"とは別の次元で、それぞれに特化した"個"が、プロジェクトに集まり、チームを作り、結果を出すというスタイルが定着するようになるでしょう。

皆様にとっての経営が、“起業家精神（アントレプレナー・スピリット）”によって、ワクワクに満ち溢れ、素晴らしいものになることを、心から願っています。

中村浩介

Approach

アプローチ株式会社

https://approach-conductor.com/

5章で紹介したビデオブック（出版について）

https://approach-scribe.com/

**【著者略歴】**

**中村浩介**（なかむら・こうすけ）

歯科専門経営コンダクター、アプローチ株式会社 代表取締役社長、医療法人社団SUISEIKAI 理事。

日本大学卒業後、首都圏を中心にした歯科ディーラーに入社。その後、米国ワシントンに本社を置くダナハーグループのインプラントメーカーおよび医療機器メーカーで勤務した後、ロサンゼルスに留学し、航空操縦学を学ぶ。帰国後、歯科用カルテコンピューターメーカー勤務、国内最大手デンタルエステ本部勤務を経て、2019年にアプローチを設立。歯科専門の経営コンダクターとして、クリニックの開業プロデュース、税理士法人との経営支援、ウェブサイト制作、映像制作など多岐にわたって顧客に寄り添いサポートをしている。開業をプロデュースしたクリニックが初月から200万円以上の黒字を達成するなど、日本全国47都道府県 3000件以上の歯科医院訪問の実績を持つ。

**クリニック起業術**（きぎょうじゅつ）

2020年12月11日 初版発行

発行 **株式会社クロスメディア・パブリッシング**

発行者 小早川幸一郎

〒151-0051 東京都渋谷区千駄ヶ谷4-20-3 東栄神宮外苑ビル

http://www.cm-publishing.co.jp

■本の内容に関するお問い合わせ先 …………………… TEL (03)5413-3140 ／ FAX (03)5413-3141

発売 **株式会社インプレス**

〒101-0051 東京都千代田区神田神保町一丁目105番地

■乱丁本・落丁本などのお問い合わせ先 ……………… TEL (03)6837-5016 ／ FAX (03)6837-5023

service@impress.co.jp

(受付時間 10:00～12:00、13:00～17:00 土日・祝日を除く)

※古書店で購入されたものについてはお取り替えできません

■書店／販売店のご注文窓口

株式会社インプレス 受注センター ……………………… TEL (048)449-8040 ／ FAX (048)449-8041

株式会社インプレス 出版営業部 ………………………………………………… TEL (03)6837-4635

カバーデザイン 岩泉卓屋（IZUMIYA）

本文デザイン・DTP・イラスト 株式会社グラシア

本文写真 iStock

印刷・製本 株式会社シナノ

校正 konoha

ISBN 978-4-295-40484-2 C0034